Ikram Housni

MAIGRIR En CONSCIENCE

Comment mettre fin à sa culpabilité et travailler en collaboration avec son mental

Collection Habitudes Influentes

Sommaire

Introduction ____3

Comment j'ai pris 24 kilos en 17 ans _______________________7

L'importance du sommeil sur l'organisme __________________18

Les maladies NON transmissibles qui ont contaminées la terre entière _______________26

L'hormone qui fait prendre du poids... _____________________30

Pourquoi les régimes ne fonctionnent-ils pas? _____________41

Notre alimentation notre médicament ______________________47

Le guide ____52

Améliorer sa santé et préserver son capital jeunesse _______63

L'importance de l'eau ______________________________________76

Trouver l'activité physique qui vous convient _______________80

Les 21 clés pour perdre du poids sans frustration ni restriction _______97

La méthode SMART pour fixer un objectif de santé _______108

Allons un peu plus loin... __________________________________112

Conclusion ____121

Introduction

Nous courons (presque) tous après une solution de perte de poids efficace et durable. Il existe tellement de régimes miracles promettant d'atteindre les résultats avec de la volonté. Lorsque cela nous est présenté ça paraît d'une simplicité déconcertante.

Selon «The Journal of Neuroscience», plus de 80% des régimes sont voués à l'échec. La conséquence peut être un abandon pendant le régime ou un retour au point de départ une fois la diète terminée. Pire encore, ces régimes à répétitions entraînent des maladies métaboliques comme le diabète.

La plupart des méthodes qui circulent sur le marché se focalise sur la réduction de l'appétit par le calcul de calorie associé à une activité physique.

Mais cela ne suffit pas. Aujourd'hui de plus en plus d'études en neurosciences mettent en évidence un lien entre notre cerveau et notre façon de nous alimenter. Cette information pourrait soulager notre culpabilité liée à notre manque de volonté ou notre capacité à tenir sur la longueur.

Sun Tzu, dans son livre L'Art de la Guerre a dit:

"Connais ton ennemi et connais-toi toi-même, même avec cent guerres à soutenir, cent fois tu seras victorieux. Si tu ignores ton ennemi et que tu te connais toi-même, tes chances de perdre et de gagner seront égales. Si tu ignores à la fois ton ennemi et toi-même, tu ne compteras tes combats que par les défaites".

Vous allez me dire quel est le rapport?

Se connaître soi-même? on se rend compte de l'importance de cette question, que lorsque qu'on se pose cette question.

Et mon ennemi n'était pas moi et ma culpabilité comme je le croyais, mais bien mon dérèglement alimentaire.

A chaque fois que l'envie de manger me prenait, elle passait par une multitude de sentiment et de questionnement. Pour finalement, manger et culpabiliser d'avoir grignoté. Ce cercle vicieux se produisait plusieurs fois par jour et parfois me réveillait même la nuit.

Depuis des années les gens gaspillent des budgets, croient en des méthodes que le commun des mortels sait pertinemment vouées à l'échec.

Et pourtant, l'industrie de la minceur ne fléchie pas. Toute l'année vous pouvez voir, lire ou entendre des remèdes miracles pour retrouver sa taille de 20 ans. Et même si nous sommes surs que ce n'est pas la panacée, parfois même dangereux, nous sommes tentés.

Certains d'entre nous passent même à l'action, parfois pour la énième fois, rentrant dans la spirale infernale.

Alors, lorsque j'ai décidé de me prendre en main, j'ai essayé de comprendre pourquoi, un si grand taux d'échec et pourtant l'envie de mincir est plus forte que tout.

Comment m'accepter telle que je suis, alors que je n'ai pas toujours été comme cela? Vouloir perdre du poids pour ma santé alors que j'ai toujours besoin de me remplir?

 Et cette fatigue qui s'installe de plus en plus vite, cette envie de toujours remettre à demain mon objectif de commencer une activité physique.

Je voulais mincir, récupérer mon énergie et ma santé et surtout préserver ma jeunesse. Il ne s'agissait pas de perdre quelques kilos pour rentrer dans sa robe du nouvel an ou son maillot de bain du prochain été. Ce que je voulais, c'est perdre tous les kilos que j'avais accumulés durant plusieurs années.

Mais je ne savais pas par où commencer et surtout, je manquais de courage, de volonté, ce qui accroissait ma culpabilité.

Donc la première chose que je devais faire était de comprendre pour retirer ma culpabilité.

Je sais qu'il était question de correction alimentaire, de pratique d'activité physiques, mais il manquait quelque chose.

Mon comportement ne correspondait pas à mes sensations, comme si c'était plus fort que moi.

Je cogitais tellement que cela m'a pousser à faire des recherches sur le sujet: quel est le lien entre mon incapacité à me contrôler alors que je suis consciente que ce n'est pas ce que je veux?

Je me suis rendu compte, «ma décision de me reprendre en main» j'étais en conversation continue avec moi-même.

Là, j'ai découvert un monde extraordinaire, en marche, replaçant le cerveau et ses fonctions au centre.

J'ai regroupé dans ce guide toutes les informations et les conseils qui m'ont orienté sur la piste à suivre pour pouvoir atteindre mes objectifs.

Oui, je dis mes objectifs parce qu'en apprenant à me connaître, je me suis rendu compte qu'avant d'atteindre la perte de poids (qui au départ était ma motivation première), j'avais plusieurs choses à régler en amont.

Une de ces choses était la culpabilité continuelle de vouloir faire pleins de choses mais en étant incapable psychiquement et physiquement de les faire.

La perte de poids est devenue la conséquence, l'effet secondaire. La nourriture n'était plus l'obsession de mes jours et de mes nuits, mais des moments ponctuels et agréables de ma journée.

J'ai compris qu'il y avait un lien direct entre mes émotions et mon alimentation. La plupart des choses se passaient dans ma tête avant de se répercuter sur mon corps. Mon envie de changer et ma volonté n'était pas suffisantes.

Le guide se compose de 3 parties

La problématique : Comment les choses se sont installées de manières lancinantes et insidieuses sans que je le remarque. Les solutions qui ont fait leurs preuves et qui ont résolus mon addiction.

Les outils qui vous aideront à mettre en place vos solutions.

Dans ce guide vous ne trouverez pas de recette toute faite. Même si nos problèmes se ressemble, nous sommes tous unique. L'inconvénient n'est pas ce qu'on mange, mais comment et pourquoi nous le mangeons.

Toutefois, vous trouverez des moyens pour construire votre propre recette de réussite.

Cette étape de réapparition de soi est primordiale et elle vous permettra de reprendre le contrôle et d'atteindre vos objectifs?

En mettant en places des rituels, vous récupèrerez votre bien-être mental et physique. Une des façons de se rendre compte que vous atteignez vos objectifs, c'est que votre silhouette se redessinera. Je vous souhaite la réussite dans la redécouverte de vous-même.

Comment j'ai pris 24 kilos en 17 ans

Parfois nous grossissons sans même savoir pourquoi, ni même s'en rendre compte. Mes kilos se sont installés tellement lentement que je ne l'ai même pas remarqué tout de suite. Bien que je changeais de taille de vêtement, cela ne m'a pas choqué.

Mais, un matin… ça été le choc, je ne reconnaissais plus la personne devant moi dans le miroir. Il fallait absolument que je change «tout» ça et vite!

Dans ma vie, j'ai toujours procédé par étape. Et là aussi, il me fallait déterminer ce qui m'arrivais pour pouvoir le modifier.

Je me suis mise à lire sur le sujet. J'ai cherché les liens entre ma vie, mon histoire et mon changement d'apparence. J'ai découvert qu'il y avait plusieurs choses qui m'ont amené là où j'en suis arrivé.

Ce n'est pas juste une question de calcul de calories et d'activités physiques. C'est autre chose, quelque chose qui me paraît tellement évident maintenant mais à laquelle je n'avais jamais pensé.

D'ailleurs, la plupart des femmes à qui nous poserions la question «est ce que votre alimentation a changé ?» répondront que non pas tant que ça.

Mais cette prise de poids « inexpliquée» venait bien de quelques part.

Tout était en lien avec mes émotions, mes sentiments du moment, bref de mon mental L'accumulation de petites choses tellement anodines mais une fois ensemble pesaient lourd dans la balance.

J'ai commencé par lister tous les points lié à ma prise de poids, tout au long de ces 17 ans, pour ensuite les régler un par un:

Manque de sommeil

J'étais une grande insomniaque, trouvant ça même bénéfique, puisque je pouvais faire plus de chose. Ce que je ne savais pas c'est que le manque de sommeil apporte des changements hormonaux qui accroissent l'appétit et la sensation de faim, et cela même après des repas complets.

Stress

Lorsque le quotidien devient trop intensif, notre organisme entre en mode survie.

Le cortisol, l'hormone du stress, est alors sécrétée, ce qui provoque une augmentation de l'appétit. Du coup, de manière inconsciente, nous recherchons de la nourriture «réconfortante». Et comme nous sommes branchés sur notre pilote automatique, nous prenons du poids sans nous en rendre compte.

Les médicaments

Les médicaments ont un effet direct sur notre métabolisme en agissant sur nos hormones. Ce qui a comme conséquence une prise de poids par le ralentissement de l'organisme ou une augmentation de l'appétence.

 Pendant des années, j'ai souffert du dos et des jambes lourdes à la suite de mon métier. J'ai consommé, de manière régulière, des anti inflammatoires à base de cortisone provoquant aussi la prise de poids et la rétention d'eau.

Hypothyroïdie

Après la naissance de mon second enfant, j'ai déclaré une hypothyroïdie. Je ne fabriquais plus assez d'hormone thyroïdienne. Du coup, j'étais très fatigué, je vivais au ralenti. J'avais les extrémités froides et pour «me réchauffer», je grignotais.

Le temps

Le métabolisme de base peut se définir comme la quantité de calories dont le corps à besoin pour fonctionner au repos. C'est-à-dire pour nous maintenir en vie et pour permettre à nos organes de fonctionner normalement lorsque nous sommes au repos.

L'avancée dans l'âge ralentit les fonctions de l'organisme. Avec le temps, les graisses se sont accumulées autour de ma taille, de mes hanches et surtout de mes cuisses.

Les vacances

Au retour de vacances, j'avais pour habitude de prendre 3 ou 4 kilos. Récemment, je suis tombé sur des études mettant en avant que les personnes délaissent leurs habitudes alimentaires lorsqu'ils étaient en dehors de leur cadres habituel.

Sédentarité

Lorsque je suis devenue infirmière indépendante, j'ai dû prendre une femme de ménage pour s'occuper de ma maison, pendant que moi je restais assise pendant des heures durant plusieurs jours dans le mois pour m'occuper de ma paperasse, mes dossiers patients et ma facturation.

Cette partie de mon travail me stressais, donc je grignotais. De plus, je restais longtemps sans bouger. Le premier effet de la sédentarité, c'est la prise de poids avec le temps.

"Allégés en matières grasses"

Pendant des années, j'étais une pro du «0% de matière grasse» ou «allégées en…». J'ai cru aveuglément aux étiquettes, aux publicités du light. Ces produits sont peut-être allégés en certaines choses, mais tous les ajouts ne sont pas mentionnés.

Des études montrent les effets, du gout sucré sur notre mental. Le sucre appelle le sucre. Et même si ce n'est pas du vrai sucre, j'avais quand même une envie de sucré. Cette envie je la ressentais souvent après le repas. Aujourd'hui, je peux l'expliquer. J'avais l'habitude de terminer mes repas par une crème vanille allégée ou une mousse au chocolat light.

Pas assez de fibres

Je n'avais pas l'habitude de manger suffisamment de fibres. Je n'avais aucune idée des bienfaits qu'apportent les fibres alimentaires à notre organisme. Elles créent une sensation de satiété et donc amènent à manger moins. Les fibres permettent un bon nettoyage du système digestif, éliminant ainsi les toxines et leurs effets sur le corps.

l'entourage

«Dis-moi avec qui tu traînes, je te dirais qui tu es». Dans cette expression tout est dit! Souvent, c'est avec les autres qu'on a envie de manger et boire, de gouter des nouvelles choses oubliant complétement la sensation de faim ou de satiété.

Lorsque j'étais invité je mangeais pour manger. Ne voulant pas vexer l'hôte, je terminais mon assiette même si je n'avais pas faim. Combien de fois je suis rentré chez moi ballonné parfois jusqu'au lendemain.

Payer avec la carte bancaire au restaurant

Dans les restos qui acceptent le paiement par carte, je me suis rendu compte que j'avais tendance à commander tout ce qui me faisait envie et donc manger plus. Tenté par les menus alléchants et la facilité de payer par la carte, je laissais ma gourmandise s'exprimer.

Ne pas manger assez durant la journée

Les jours où j'avais tendance à ne pas manger assez pendant ma journée, il m'arriver de ne pas trouver le sommeil temps que je ne mangeais pas quelque chose. Souvent, j'avais tendance à manger en quantité comme pour calmer une faim douloureuse. Je ne me laissais même pas le temps de sentir si j'étais rassasiée.

Négliger la taille des portions

Le jour de la purée, je ne tenais pas compte du fait que nous étions 4 pour faire de la purée pour 4. La portion dépendait de ma faim. Et parfois, je terminais le sac de pomme de terre à éplucher «parce qu'il n'en resté pas beaucoup» ... A table, les portions devant moi et ayant grandi avec des phrases du style « termine ton assiette» ou «le gaspillage c'est pas bien» et bien je finissais ce qui restait.

Pendant mes grossesses, j'étais tout le temps malade. Pour calmer mes nausées, je mangeais tout le temps pour ne pas les ressentir. Pendant mes allaitements, je me levais au rythme de mes bébés et comme j'étais plutôt insomniaque, j'étais plus souvent réveillé et je mangeais à tout heure.

Les périodes d'examens étaient des périodes complètement désordonnées. Pas le temps de cuisiner, je me faisais livrer. Ayant suivi plusieurs formations durant ses 17 ans, il y a eu quelques périodes d'alimentation chaotiques.

La culpabilité

Toute émotion en moi me poussait à me « réconforter» par du chocolat, ou une douceur et cela même si la culpabilité était en rapport aux quelques kilos que j'avais pris ou l'écart que j'avais durant une période de régime.

Dépression

Chez certains, la dépression crée une perte d'appétit, chez moi aussi. Mais dès que je me sentais mieux, bizarrement je reprenais tout ce que j'avais perdu et parfois même plus.

La tristesse aussi me poussait à rester chez moi et à remplir le vide par la nourriture.

Sauter des repas

J'avais pour habitude de sauter des repas, ce qui me poussait à manger deux fois plus aux repas suivants.

Manger trop vite

J'avais pour habitude de manger très vite, ne ressentant pas la satiété. Donc, je continuais à manger sans réfléchir.

Parfois, je mangeais debout entre deux rendez-vous ou patients. Notre cerveau n'enregistre pas le fait de manger debout sur le pouce comme étant un repas. Pour le cerveau «un repas» c'est de s'assoir à table et prendre le temps de manger. Ce comportement incite à avaler jusqu'à 40 voire 50% de nourriture en plus par rapport à un repas assis.

Pas de sport fréquemment

Du sport oui mais pas couramment. Parfois, je le faisais même de manière intensive, et du coup à un moment je n'en avais plus envie ou j'étais tellement courbaturer que j'en faisais plus pendant plusieurs jours, puis plusieurs semaines et puis plus du tout! J'ai eu de la chance de ne mettre jamais blesser gravement.

Manger du sucre

Manger des sucres simples provoque des fluctuations rapides de glycémie qui à leur tour peuvent provoquer davantage d'envies de manger sucré puisque votre corps lutte pour maintenir un équilibre. Donc plus je mangeais sucré plus j'avais envie de sucre. Je recherchais le sucre avec une telle dépendance que j'en devenais agressive.

Mes croyances

Comme les femmes de la famille avaient l'habitude de prendre beaucoup de poids après leur mariage et après leurs grossesses, je m'estimais heureuse de ne pas prendre autant qu'elles. Comme je faisais partie de cette même ligné je trouvais normal que je prenne «un peu de poids» et je me félicitais de ne pas trop grossir. Aussi longtemps que je me souvienne, j'ai toujours trouvé que j'avais de grosses cuisses. Aujourd'hui, lorsque je regarde mes photos de 20 ans je me rends compte que c'était dans ma tête.

Mes grossesses

Durant mes grossesses, je prenais du poids parce que je devais absolument stopper mes nausées. Et la chose qui soulageais ces nausées c'était la nourriture. Donc pendant 9 mois je grignotais toute la journée des petites quantités de nourriture pour stopper mes nausées.

Au bout de 9 mois, ces mauvaises habitudes se sont installées et j'ai eu beaucoup de difficultés à les retiré après l'arrivée de mes bébés.

Notre perception de la nourriture

Sans même le savoir, souvent l'estime de soi a une conséquence directe sur notre mode d'alimentation. Il existe une dynamique invisible en lien avec la nourriture.

Prenons l'exemple du petit déjeuner. Prenez-vous le temps de déjeuner?Je sais ce que vous allez me répondre: «je n'ai pas le temps» ou «je n'ai pas faim le matin».

Quelques heures après que se passe-t-il ? Probablement que vous allez vous jeter sur n'importe quel aliment dans la boulangerie près de votre travail ou à la cafétéria pour combler votre manque de sucre et répondre à la faim du moment.

Les conséquences en matière de santé sont graves à moyen et à long terme, mais pas seulement.

La conséquence psychologique

Une conséquence psychologique en découle portant un message invisible que vous vous transmettez. Ce message est que vous n'avez pas le temps pour vous.

Le premier message avec lequel vous commencez votre journée est que vous n'avez pas de valeur suffisante pour vous-même.

Dans l'exemple du petit déjeuner, manger est plus que se nourrir de manière saine avec des aliments bon pour la santé. C'est une question d'estime de soi.

Pensez à un jour ou vous prenez le temps de déjeuner. Revoyez la scene dans votre tête entrain de prendre votre petit déjeuner. Quel genre de moment passez-vous avec vous-même. Quel temps vous vous accordez devant votre tasse de thé et votre journal. Maintenant, voyez quel sentiment déclenche cette scène chez vous.

Cette visualisation permet de voir l'importance du petit déjeuner et le rapport avec l'estime de soi.

L'importance donné au repas et la conséquence sur sa propre importance

Mais au fait, qu'est ce que vous avez mangé hier soir?

Si vous voulez obtenir le corps de vos rêves, vous devez commencer par choisir une alimentation en rapport à vos aspirations.

Je sais ce qui vous passe par la tête à l'instant.

-«Oui mais,je n'ai pas le temps».

-«Oui mais, je n'ai pas l'argent».

-«Oui mais, je ne sais pas quoi cuisiner».

Maintenant, visualisez la dernière fois que vous avez mangé un bon repas. Rappelez-vous de vos sensations, du plaisir lors de la première bouchée.

Le changement brusque est inutile

Pas de panique; il ne s'agit pas de tout révolutionner là maintenant, de changer toute votre alimentation tout de suite. De toute façon cela ne fonctionnerai pas sur le long terme.

Mais, que se passerait-il si votre alimentation était plus saine.

Le rapport à la nourriture et l'homme est un sujet fascinant. Nous pourrions parler de «pourquoi faut-il manger mieux» ou «pourquoi avez-vous des fringales» ou encore «qu'il est possible de se reprogrammer en 30 jours». Je pourrais aussi vous parler de la culpabilité inutile lié à nos choix de nourriture.

A la place, je vous dirais juste vous mériter de prendre du temps pour vous.

Je sais que vous avez des doutes. Si vous êtes pressé le matin, pensez à prendre juste un fruit de votre saladier, embarquez votre lunch préparé la veille. Accordez- vous votre temps.

L'importance de prendre le temps de changer notre mode de vie au travers d'une réorganisation autour de soi. L'inaction ou le sacrifice de soi a des conséquences invisibles et graves. Tout changement même alimentaire passe par une introspection.

L'importance du sommeil sur l'organisme

Même avec les meilleurs conseils alimentaires et les exercices physiques adéquats, si vous n'avez pas un bon sommeil vous n'arriverez pas à atteindre vos objectifs.

C'est l'histoire d'une femme qui décide de remettre en route une méthode de remise en forme. Au programme.

Alimentation diététiques et activités physiques régulières, pendant des semaines. Mais au bout de trois mois d'activités physiques, c'est la déception.

Une période très difficile en matière de lutte contre l'envie du sucre et malgré des gros efforts à la salle de sport, elle ne semble pas obtenir les mêmes résultats que d'autres qui suivaient le même programme.

Mais quel est le problème? La réponse peut nous sembler évidente: probablement que cette femme a fait des écarts pendant son programme ou les exercices physiques ont été mal travaillé ou encore qu'elle ne sût pas comment s'entraîner.

Cette personne c'était moi! Imaginez ma frustration, lorsque vous faites des tonnes d'efforts et que vous n'arrivez pas à perdre comme le reste du groupe.

Deux solutions s'offraient à moi: tant pis, je m'acceptais comme cela réalisant que je faisais partie des gens qui grossissaient en vieillissant. Ou peut-être, qu'il y avait autre chose… combien de gens avaient pris leur destinée en main peu importe leur âge, leur poids, leur origine.

Ce n'était pas une question de volonté, mais il y avait quelque chose d'autre mais je ne savais pas encore quoi. *L'avantage* c'est que je n'ai pas besoin de beaucoup d'heures de sommeil, ça me laisse encore plus de temps que la moyenne pour faire des investigation.

Le sommeil contrôle votre alimentation

Le débat sur la meilleure façon d'atteindre un «poids-santé» tourne toujours autour de l'alimentation et du sport. Le slogan habituel que l'on entend c'est« mangez moins et bougez plus ». Si c'était aussi simple, il n'existerait pas autant de programme minceur sur le marché.

Pendant mes recherches, j'ai découvert l'importance des hormones et leurs rôles dans le bon fonctionnement de notre organisme. Certaines hormones dépendant de notre sommeil et de sa qualité.

Je ne pensais pas que le sommeil était la clé pour être récompensé de mes efforts alimentaires et physiques.

Selon certaines études concernant la prévention de la santé, plus de 35% des personnes sont privées de sommeil. Il faut savoir aussi, que la statistique de l'obésité est presque identique. Y aurait-il un lien entre ces deux informations ou est-ce simplement une coïncidence?

Ne pas dormir suffisamment

Selon une étude publiée dans les «Annals of Internal Medicine», moins de sept heures de sommeil par nuit peut réduire et annuler les avantages d'un régime.

Dans l'étude, les personnes à la diète ont été mises sur différents horaires de sommeil. Quand leurs corps ont reçu un repos suffisant, la moitié du poids qu'ils ont perdu était de la graisse.

Cependant, lorsqu'ils ont réduit leur sommeil, la quantité de graisse perdue a été réduite de moitié, même s'ils suivaient le même régime.

De plus, ils se sentaient beaucoup plus affamés, étaient moins satisfaits après les repas et manquaient d'énergie pour faire de l'exercice.

Dans l'ensemble, les personnes suivant un régime et privé de sommeil ont connu une réduction de 55% de la perte de graisse comparativement à leurs semblables biens reposés.

Le mauvais sommeil change nos cellules graisseuses

Pensez à la dernière nuit de sommeil. Avez-vous dormi d'une traite? Et comment vous êtes-vous senti quand vous vous êtes réveillé ? Épuisé, distrait, déconcerté, peut-être même un peu grincheux?

Ce n'est pas seulement votre cerveau et votre corps qui le ressentent, toutes vos cellules aussi dont vos cellules graisseuses.

Lorsque votre corps est privé de sommeil, vos cellules métaboliques souffrent aussi.

Une étude de l'Université de Chicago a montré qu'après seulement quatre jours de privation de sommeil, la capacité du corps à utiliser correctement l'insuline (l'hormone de stockage) devient complètement perturbée. En fait, les chercheurs de l'Université de Chicago ont constaté que la sensibilité à l'insuline a chuté de plus de 30%.

Lorsque votre insuline fonctionne bien, les cellules graisseuses éliminent les acides gras et les lipides de votre circulation sanguine et empêchent le stockage.

Lorsque vous devenez plus résistant à l'insuline, les graisses (lipides) circulent dans votre sang et pompent plus d'insuline.

Finalement, cette insuline en excès finit par stocker la graisse dans tous les mauvais endroits, tels que les tissus comme le foie. Et c'est précisément comme cela que vous prenez du poids et souffrez de maladies comme le diabète de type 2.

Le manque de repos vous donne envie de manger

Beaucoup de gens croient que la faim est liée à contrôler l'appel de votre estomac. Cependant, il faut savoir que la faim est contrôlée par deux hormones : la leptine et la ghréline.

La leptine est une hormone qui est produite dans nos cellules graisseuses. Moins vous produisez de leptine, plus votre estomac se sent vide.

Plus vous produisez de ghréline, plus vous stimulez la faim tout en réduisant la quantité de calories que vous brûlez et en augmentant la quantité de graisse que vous stockez.

En d'autres termes, vous devez contrôler la leptine et la ghréline pour parvenir à perdre du poids, mais la privation de sommeil rend cela presque impossible.

Une recherche publiée dans le «Journal of Clinical Endocrinology and métabolism» a démontré que dormir moins de six heures déclenche la partie de notre cerveau qui augmente notre besoin de nourriture tout en déprimant la leptine et stimulant la ghréline.

Les scientifiques ont découvert aussi précisément comment la mauvaise qualité de sommeil crée une bataille interne qui rend presque impossible de perdre du poids.

Lorsque nous ne dormons pas assez, nos niveaux de cortisol s'élèvent. C'est l'hormone du stress qui est souvent associée au gain de graisse. Le cortisol active également les centres de récompense dans votre cerveau qui vous donnent envie de manger.

Dans le même temps, le manque de sommeil force notre corps à produire plus de ghréline. Une combinaison de haute ghréline et de cortisol ferme les zones de votre cerveau qui nous laisse satisfait après un repas, ce qui signifie que nous avons faim tout le temps, même si nous venons juste de manger un repas complet.

Accroissement des dégâts si on ne fait rien

Le manque de sommeil, nous pousse également vers les aliments que nous ne devrions pas manger.

Une étude publiée dans Nature Communications a exposé qu'une seule nuit de privation de sommeil suffisait à perturber l'activité de notre lobe frontal, qui contrôle la prise de décision complexe.

Avez-vous déjà eu des conversations avec vous-même du style: «ce n'est pas pour une fois», «ce n'est pas ce muffin qui va faire la différence»

Lors de privation de sommeil vous n'avez pas tout à fait la clarté mentale pour prendre de bonnes décisions complexes.

En particulier en ce qui concerne les aliments que vous mangez ou les aliments que vous voulez éviter.

De plus, lorsque vous êtes fatigué, vous avez également une activité accrue dans l'amygdale, la région de récompense de votre cerveau.

C'est pourquoi la privation de sommeil détruit tous les régimes alimentaires; Pensez à l'amygdale comme contrôle de l'esprit.

Cela vous donne envie d'aliments riches en calories. En temps normal, vous pourriez être capable de combattre ce désir, mais parce que votre cortex insulaire (une autre partie de votre cerveau) est affaibli à cause de la privation de sommeil, vous avez du mal à lutter contre l'envie et vous avez plus de mal à ne pas manger.

En surplus de tout cela, une étude publiée dans «Psycho neuro endocrinology», a mis en évidence, que la privation de sommeil nous pousse à choisir des portions plus grandes ce qui augmente encore le risque de prise de poids.

Pas assez de sommeil signifie que vous avez toujours faim, consommant de plus grandes portions, et désirant chaque type de nourriture qui est mauvais pour vous. Pour couronner le tout, même après une conversation avec votre cerveau, vous n'arrivez pas à vous dire NON!

Sommeil et la musculation

Il y a un lien direct entre le sommeil et notre musculature. Le manque de sommeil a un impact direct sur nos muscles, et cela peu importe notre alimentation et l'intensité de nos séances d'entraînement.

De plus, le muscle est primordial pour la posture de notre corps. Il nous permet de brûler des calories et de préserver notre capitale jeunesse.

Des scientifiques au Brésil ont constaté que le manque de sommeil diminue la synthèse des protéines, la capacité du corps à faire du muscle. Ce Manque de production de protéine entraîne une perte musculaire et peut donc augmenter le risque de blessures durant un entraînement ou même dans la vie de tous les jours.

Un manque ou une absence de sommeil rend la récupération de l'organisme plus difficile à près un effort ou des exercices physiques en ralentissant l'hormone de croissance. Il faut savoir que l'hormone de croissance est une source naturelle d'anti vieillissement et un super brûleur de graisse.

Elle permet aussi de faciliter la récupération du muscle par 2 phénomènes:

* une mauvaise nuit de sommeil accroit l'hormone de stress qui est le cortisol, ce qui ralentit la production de l'hormone de croissance.

* Cela signifie que la production déjà réduite de l'hormone de croissance en raison du manque de sommeil est de nouveau réduite par plus de cortisol dans votre organisme.

Si vous n'êtes pas un féru du sport, et que vous devez faire une activité physique et que vous n'avez pas un sommeil réparateur, l'activité vous sera encore plus pénible créant ainsi un cercle vicieux.

La priorité au sommeil

Une recherche publiée dans l' «American Journal of Epidemiology» a révélé que les femmes qui sont privées de sommeil sont un tiers plus susceptible de prendre du poids sur une quinzaine d'années, comparée à celles qui ont des nuits reposantes de sept heures de sommeil.

Un bon sommeil est plus que juste le fait d'avoir une belle silhouette. Aujourd'hui, nous sommes conscients que le bien-être passe par le sommeil.IL y a un lien direct avec l'obésité, le diabète, l'hypertension artérielle, l'insuffisance cardiaque et l'insuffisance cognitive, le besoin de dormir.

Nous sommes tous unique, et il n'existe pas de chiffre absolu qui s'appliquent à tout le monde. Les études sont basées sur des statistiques et des moyennes.

Une règle qui ressort tout de même est de dormir entre sept et neuf heures de sommeil par nuit.

Cette règle est une règle aussi importante que le choix des aliments que nous mettons dans notre assiette ou le type d'exercice physique que nous décidons de suivre en matière de santé.

La qualité du sommeil dépend de nos changements d'habitude.

Mettre fin à des régimes draconiens inefficaces et des séances d'exercices en salle qui vous sembles long et ennuyeux. Remplacer par une hygiène alimentaire correcte et des activités physiques adaptées et qui vous semble agréables.

Et ensuite, ajouter le troisième ingrédient: un sommeil réparateur. Commencez par retirer la télévision de la chambre à coucher, éloigner les smartphones, portables et tablette du chevet et monter se coucher à une heure raisonnable aura un impact extraordinaire sur notre santé et par conséquent sur notre silhouette.

Les maladies NON transmissibles qui ont contaminées la terre entière

Selon l'OMS, chaque année, 40 millions de décès sont imputés à ces maladies. Près de 80% d'entre eux surviennent dans des familles à revenu faible ou moyen.

Les 4 principaux types de maladies non transmissibles sont :

- Les maladies cardio-vasculaires (comme les crises cardiaques et les accidents vasculaires cérébraux)
- Les cancers
- Les maladies respiratoires chroniques (comme l'asthme ou la pneumonie)
- Le diabète.

Beaucoup d'entre nous sont touché de près ou de loin par une ou plusieurs de ces maladies. Nous en entendons tellement parler que cela est devenu banal.
Et si nous nous arrêtions un instant pour se demander d'où viennent ces maladies?

Comment cela se fait-il qu'elles soient non transmissibles et qu'elles aient contaminé tant de gens à travers le monde? Qu'est-ce qu'elles ont en communs et surtout peut-on les éviter?

Avez-vous entendu parler du syndrome métabolique?

Le syndrome métabolique est un problème de santé causé par des facteurs lié à notre style de vie. Des facteurs comme notre alimentation pauvre, le manque de sommeil, le manque d'activité physique, la pollution, l'anxiété et le stress.

Selon la fédération internationale du diabète, une personne sur quatre a le syndrome métabolique et parfois, elle ne le sait même pas.

Le syndrome métabolique donne un dysfonctionnement des fonctions corporelles vitales. Cette dysfonction mène elle à l'obésité, les maladies cardiovasculaires, les cancers et le diabète.

Cela ne vous rappelle rien? Oui se sont les principaux types de maladies non transmissibles.

Les symptômes qui doivent vous alertez et vous décider à vous prendre en mains sont:

-Votre important tour de taille

-taux de triglycérides élevé

-Un taux bas de HDL

-Un taux élevé de LDL

-Une haute tension artérielle

-Une haute concentration de sucre dans le sang.

L'application d'un changement de style de vie est plus que nécessaire aujourd'hui. Ce n'est pas qu'un phénomène de mode, c'est surtout une nécessité de survie.

Qu'entend-t-on par changement de style de vie?

C'est simple:

1.Une alimentation rééquilibrée additionnée de suppléments alimentaires de qualité. Nous savons ce qui est bon pour nous mais nous sommes attirés par ce qu'on ne doit pas manger. La prise de conscience est importante et le changement doit s'opérer au rythme de chacun pour éviter les frustrations et les rechutes. L'ajout de compléments alimentaires est vital aujourd'hui. Combien d'entre nous manque de fer ou de vitamine D. Les aliments de notre époque n'ont plus les mêmes propriétés et bienfaits que d'antan.

2. De l'activité physique adaptée et le mot adapté est important. Ce n'est pas une question de quantité mais de qualité. La science du a fait des progrès incroyables en matière de sport. Un sport bien fait donne des combinaisons chimiques amenant des résultats au corps et à l'esprit. Il est très important de tenir compte de notre esprit puisque c'est lui qui va nous soutient lors des changements de nos habitudes.

3.Du temps pour soi. Le stress et l'anxiété qui nous submergent vient du fait que nous vivant une vie à 100 à l'heure durant laquelle notre mental ne se repose pas. Il surchauffe et souvent lorsqu'il s'entend penser, là il prend conscience et c'est la panique à bord.

S'instaurer des petits moments de pauses en se concentrant sur sa respiration nous apprend à gérer nos états d'âme. Passer du temps avec soi permet de se connaitre et prévoir ses réactions aux situations.

L'application simple des règles d'hygiène de vie vous apportent un changement physique.

Mais ce n'est que la partie émergée de l'iceberg. En effet, avant d'avoir eu ce changement en apparence, plusieurs réactions chimiques se sont opérées à l'intérieur de votre organisme.

Nos hormones ont des fonctionnalités particulaires, nécessaires et leurs bonnes interactions donnent la meilleure version de nous-mêmes. Certains scientifiques aiment comparer notre corps a un superbe engin qui mérite le meilleur pour nous emmener à destination dans les meilleures conditions. Et bien tout est dit dans cette belle métaphore.

La plupart des personnes sont obnubilés par l'apparence physiques, la ligne, la minceur. Et pourtant, la prise de poids est une conséquence des dégâts causés à l'intérieur de notre organisme.

Inversement, si nous prenons soin de notre intérieur, si nous mettons en place des nouveaux rituels, habitudes pour notre santé, la conséquence sera une silhouette qui nous convient.

Et si soigner l'invisible serait le secret pour atteindre le visible.

Selon l'OMS, à l'échelle mondiale, le nombre de cas d'obésité a presque triplé depuis 1975. Près de 2 milliards d'adultes sont en surpoids dont 650 millions sont obèses.

D'ailleurs c'est pour cela que le marché du bien-être et de la perte de poids est en explosion. Pour une personne en souffrance qui cherche à se reprendre en main, Il est difficile de se retrouver dans tous ce qui existe sur le marché.

Pour se retrouver, il faut comprendre le fonctionnement de notre organisme.

Et oui, parler de prise de poids, c'est avant tout parler de physiologie humaine. Il nous faut comprendre ce qu'il se passe à l'intérieur de notre corps lorsque nous mangeons un aliment ou nous buvons une certaine boisson. Qu'est-ce que l'organisme a besoin pour bien fonctionner pour pouvoir comprendre pourquoi entre autres, nous prenons du poids!

Par la compréhension, vous aurez les armes nécessaires pour vous défendre face à cette prise de poids et tous les effets cachés qui en découlent.

Pour enfin, récupérer votre pouvoir et redevenir acteur de votre santé.

La vraie cause cachée de la prise de poids et en lien direct avec le rôle d'une certaine hormone qu'on appelle: l'Insuline.

A partir de là, vous serez quelles sont les outils qui vous permettent de savoir très rapidement quand, comment et quoi faire pour retrouver votre poids corporel idéal et une santé absolue sur le long terme.

L'insuline c'est quoi ?

L'insuline est une hormone polypeptidique fabriquée par les cellules β des îlots de Langerhans dans le pancréas.

L'insuline intervient principalement dans le cycle du glucose (sucre).

Son rôle est de maintenir le niveau de sucre présent dans le sang (glycémie) à un niveau stable.

Lorsque la glycémie augmente vite et un peu trop suite à la consommation de produits riches en sucre, l'insuline qui est chargée de transporter ce sucre en excédant vers les cellules des muscles, du foie mais aussi des tissus adipeux (les graisses).

Cette hormone est hypoglycémiante, c'est à dire que son rôle est de faire baisser la glycémie sanguine.

Ce rôle est vital, car avoir trop de sucre dans le sang peut entraîner de graves complications.

C'est par exemple ce qui se passe lorsqu'une personne souffre de diabète, l'insuline ne remplit plus son rôle hypoglycémiant à cause d'un dysfonctionnement du pancréas ou à une résistance des récepteurs à l'insuline dans les cellules...

Conséquence : le sucre reste dans le sang et la glycémie explose.

De manière plus simple :

Votre corps produit de l'insuline lorsque vous mangez des produits riches en sucre qui augmentent énormément votre niveau de sucre dans le sang. L'insuline va donc ramener la glycémie à un taux acceptable.

Cette réaction chimique qui se passe dans l'organisme se produit avec quelques conséquence.

Nous venons de voir que l'insuline est chargée de ramener la glycémie sanguine à un niveau équilibré en stockant le sucre excédentaire.

**Elle peut stocker ce sucre de 3 façons :

1. Dans les Tissus musculaires sous forme de glycogène.

2. Dans le foie sous forme de glycogène.

3. Dans les tissus adipeux (réserves graisseuses du corps) sous forme de triglycérides (en graisses).

Lorsque vous abusez de sucre:

Les 2 premières réserves (muscles, foie) sont très rapidement saturées, ce sont donc principalement les tissus adipeux qui vont servir de réserve à sucre.

Comment le sucre se transforme en graisse?

Sucres (glucides) = Graisse

Lors d'un excès de sucre dans le sang, l'organisme doit mettre de côté ce sucre excédentaire dans des sacs appelés : les tissus adipeux.

Mais pour que ces sucres puissent entrer dans ces sacs adipeux, le corps doit d'abord les transformer en graisses, plus précisément en triglycérides. Cette étape de la transformation métabolique du glucose en triglycéride se passe dans le foie (usine de transformation du corps).

C'est la consommation abusive de sucre qui est la cause principale du stockage de graisse et donc de la prise de poids.

Donc, ce n'est pas la consommation excessive de graisses dans l'alimentation, comme la plupart des gens pensent, qui est la responsable de la prise de poids.

Il existe énormément d'études scientifiques expliquant que ce ne sont pas les aliments gras qui sont coupables de la prise de poids et de l'épidémie d'obésité qui touche le monde, mais bel et bien l'excès de produits riches en glucides.

Une fois que vous avez cette information, une liste des aliments riches en glucose est nécessaire à mettre en place.

Il faut être vigilant car le mauvais sucre se cache souvent là où l'on s'y attend le moins.

L'indice glycémique

L'indice glycémique est un outil qui a été mis au point par deux médecins et chercheurs à la faculté de nutrition et de métabolisme de l'université de Toronto (Canada) : David Jenkins et Thomas M.S. Wolever.

L'indice glycémique permet de calculer l'impact d'un aliment sur l'augmentation de la glycémie sanguine. Il mesure à quelle vitesse le sucre d'un aliment va se diffuser dans notre sang.

L'absorption d'un aliment riche en sucre provoque un pic de glycémie plus ou moins grand 30 minutes après consommation. Le niveau de ce pic détermine l'indice glycémique de l'aliment en question.

L'indice glycémique (IG) s'étale de 0 à 100.

100 étant la référence la plus élevée qui correspond à celle du sucre (glucose).

Glycémie indice glycémique graphique:

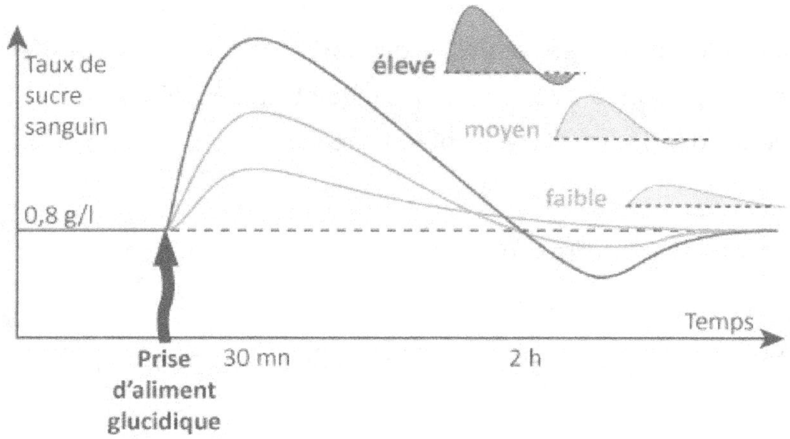

Il existe 3 niveaux d'IG :

– 0 à 55 = Indice glycémique bas

– 55 à 70 = Indice glycémique Modéré

– au-dessus de 70 = Indice glycémique Élevé

Plus l'indice glycémique est haut, plus il provoquera un pic de glycémie important.

Plus les quantités d'insuline libérées ne seront importantes, plus le corps ne stockera de la graisse !

Les aliments qui font prendre du poids

Les produits qui vous font le plus grossir sont les produits qui possèdent donc, un indice glycémique de modéré à élever.

Lors de leur expérience sur l'indice glycémique, David Jenkins et Thomas M.S. Wolever se sont rendu compte que la consommation de produits céréaliers, comme le pain blanc, provoquait une hausse incroyable de sucre dans le sang, Aussi élevé que du sucre pur.

Il est incroyable de constater que les produits céréaliers sont encore considérés par énormément de monde comme des produits bons pour la santé qui régulent la faim et permet de garder la ligne.

Aujourd'hui, les travaux scientifiques sur l'indice glycémique nous prouvent que l'abus de pain et farine blanche fait grossir.

Lorsque que l'on prend conscience de l'indice glycémique, parler de sucres lents et de sucres rapides n'a donc plus aucun sens car beaucoup de sucres lents (céréales raffinées) sont bien plus néfastes que certains sucres considérés à tort comme rapides (fruits).

Les aliments qui possèdent les indices glycémiques les plus hauts sont :

–Les produits riches en sucre blanc : sucre en poudre, sucreries, biscuits, pâte de fruits, confitures industrielles, sirop de glucose...

–Les produits fabriqués à partir de céréales raffinées : farine de blé blanche, pain, pâtes, nouilles, tartes, pizza...

–Certains féculents : la pomme de terre, les frites, les galettes de riz soufflées...

Tableau des indices glycémiques:

Aliments à IG élevé	IG	Aliments à IG moyen	IG	Aliments à IG faible	IG
Glucose et sirop de glucose	100	Semoule complète	50	Abricots secs	35
Farine de riz	95	Kiwi	50	Orange, pêche, pomme, nectarine	35
Pomme de terre cuite au four	95	Patate douce	50	Céleri rave cru	35
Pomme de terre en flocons (pour purée)	95	Pâtes complètes	50	Figue fraîche	35
Riz gluant	90	Riz basmati et riz complet	50	Haricots blancs	35
Carottes et navets cuit(e)s*	85	Ananas frais	45	Graines de lin, sésame, pavot, tournesol	35
Corn flakes (céréales) et flocons de maïs	85	Boulgour complet	45	Petits pois frais	35
Farine de blé blanche (raffinée)	85	Céréales complètes	45	Pois chiche	35
Pain de mie	85	Jus d'orange sans sucre ajouté	45	Quinoa	35
Riz blanc bien cuit	85	Noix de coco	45	Yaourt nature et fromage blanc	35
Riz soufflé, galettes de riz	85	Petit pois en conserve	45	Riz sauvage	35
Pastèque*	75	Sauce tomate	45	Abricot, pamplemousse, poire (fruits frais)	30
Baguette, pain blanc	70	Seigle (farine ou pain)	45	Ail	30
Barres chocolatées, friandises	70	Figues sèches	40	Betterave, carottes et haricots cru	30
Biscottes	70	Flocons d'avoine	40	Lait d'amande, d'avoine	30
Biscuits, brioches, céréales raffinées	70	Pruneaux	40	Lentilles brunes	30
Chips	70	Haricots rouges	40	Tomates	30
Sodas et Cola	70	Purée de sésame	40	Cerise, framboise, fraise, groseille	25
Viennoiseries (croissant, pain au chocolat)	70	Sarrasin, blé noir intégral	40	Chocolat noir 70% de cacao minimum	25
Dattes	70	Spaghetti al dente	40	Pois cassés, flageolets	25

Ce tableau nous montre différents indices glycémiques de certains aliments:

La première colonne

Les aliments à indice glycémique élevé sont à éviter si vous voulez perdre du poids sur le long terme et préserver votre santé.

Les aliments qui possèdent les indices glycémiques les plus élevés sont les produits dénaturés qui sont passés par un processus industriel de raffinage.

Ce sont tous les produits fabriqués à partir de farine blanche ou de sucre blanc : le pain blanc, les croissants et viennoiseries, les pâtes blanches, la pâte à tarte, les gâteaux et biscuits,

Si vous passer de produits céréaliers, de féculents ou du sucre vous semble difficile, dirigez-vous vers les produits complets.

Ce sont des produits n'ayant pas subi de processus de raffinage : le sucre de canne, la farine, le pain, le riz et pâtes complets,

En résumé, les produits à haut indice glycémique sont principalement des produits industriels, fabriqués et transformés par la main de l'homme et qui n'ont presque plus de lien avec leur état naturel.

Ils ne sont pas nécessaires au bon fonctionnement de l'être humain. D'ailleurs, notre organisme ne sait pas quoi en faire, il est forcé de stocker ce surplus inutile et toxique dans les tissus adipeux.

Les aliments bons pour votre santé

La première chose à faire est de remplacer ces aliments à IG élevés par des aliments à IG bas, bien plus adaptés à nos besoins et à notre physiologie.

Les aliments à faible indice glycémique sont bien souvent des aliments bruts ou naturels qui se fondent parfaitement avec nos besoins physiologiques. Lors de leur consommation, notre corps les reconnaît et n'est pas contraint de fabriquer des graisses.

Ces aliments sont par exemple, les fruits, les légumes, les légumineuses, les produits provenant des animaux (à consommer avec modération) et les produits gras comme les graines et fruits oléagineux.

Ces aliments n'ont presque aucune influence sur la glycémie et donc sur la prise de poids.

Il faut toute fois, faire attention au temps de cuisson. Plus un aliment est cuit plus son indice glycémique augmente.

Plus un aliment est gardé dans son état brute plus, il est bénéfique pour la santé et donc la silhouette. Et vice versa, plus un produit est dénaturé, moins il a d'efficience. Parfois, un produit trop cuit peut même être très néfaste pour l'équilibre de notre corps.

La charge glycémique

La Charge glycémique (CG) est un outil introduit par le professeur Walter Willette de l'université de Harvard en 1997.

En plus de la qualité des sucres mesurée par l'IG, la charge glycémique va prendre en compte la QUANTITE de sucre présente dans l'aliment.

La charge glycémique se calcule de la façon suivante :

CG = IG x quantités de glucides d'une portion d'aliment (g)/ 100

– CG basse = 10 ou moins

– CG modérée = 11-19

– CG élevée = 20 ou plus

La Charge glycémique est un outil plus précis car certains aliments peuvent posséder un IG élevé mais avoir un impact très faible sur la glycémie.

Inversement, certains aliments sont des faux amis ont des IG modéré mais possèdent une charge glycémique très importante et font exploser notre production d'insuline.

Si l'on compare la CG des fruits à celle des céréales complètes. Les fruits possèdent une CG très faible alors que la CG des céréales est très élevées malgré un IG en défaveur des fruits.

Pourquoi une telle différence entre IG et CG ?

-Cela s'explique tout clairement par le fait que les fruits sont remplis d'eau. Manger un fruit c'est manger plus de 80% d'eau donc très peu de sucre (15%).

Les céréales quant à elles ne contiennent presque pas d'eau, mais énormément de sucre complexe:70%

Les fruits possèdent un statut particulier car ils sont composés (en partie) par un sucre appelé fructose.

Des études mettent en avant aujourd'hui que ce sucre ne dépendrait pas de l'insuline pour être métabolisé par le corps. Il n'aurait aucune influence sur la fabrication d'insuline et par ce fait sur le stockage de graisses.

En résumé

L'insuline est une hormone qui est responsable de la prise de poids par une transformation des sucres en triglycérides (graisses) qui sont ensuite stockées dans les tissus adipeux.

Ce n'est pas l'abus d'aliments gras qui fait grossir mais le surplus de produits riches en sucre.

L'indice glycémique est un outil qui nous montre quels sont les nutriments les plus sucrés et qui nous font prendre du poids.

Les produits à IG haut sont les produits riches en sucre blanc, produits à partir de céréales raffinées.

Les produits à IG bas sont les fruits, les légumes, les légumineuses, les produits animaux, les produits gras, les graines et fruits oléagineux.

La charge glycémique est un outil encore plus fiable, qui permet de voir la réelle influence des aliments sur la glycémie.

Les produits céréaliers sont trompeurs, ils possèdent une charge glycémique très sérieuse.

Les fruits ont une charge glycémique faible. Il faut faire attention quand même aux fruits très sucrés et aux fruits séchés pour les personnes qui souffre du diabète.

Pourquoi les régimes ne fonctionnent-ils pas?

Il existe des centaines voire des milliers de sortes de régimes alimentaires. Certains se ressemblent beaucoup et d'autres sont complètement opposés. Leur point commun, à long terme, c'est qu'ils ne fonctionnent pas.

Et si jamais, «ça fonctionne» c'est que la personne est probablement au régime sans arrêt, toute sa vie, avec toutes les frustrations que l'on peut imaginer. Se priver tout le temps sans pouvoir profiter des moments de la vie laisse des séquelles dans la tête.

Le principal problème des régimes est que: c'est le même mode opératoire pour tous, alors que nous avons tous, des sentiments, des envies et des objectifs différents concernant la santé et la minceur.

Nous prenons des résolutions liées à l'alimentation pour des millions de raisons : la santé, la digestion, l'image sociétale, ce que nous aimons ou détestons manger, si nous avons l'énergie de cuisiner, notre budget ou tout simplement l'envie de cuisiner, ...

Donc, nos raisons sont tellement variées, qu'apporter une solution unique, au travers d'un régime alimentaire type est vouée à l'échec.

Arrêtons de moraliser les personnes et changeons les procédés!

Selon Sandra Aamodt, Docteur en neurosciences et neurobiologiste: "Tout comme le corps a besoin d'un certain nombre d'heures de sommeil, le cerveau a une fourchette de poids privilégiée qu'il va s'efforcer de défendre pour chacun d'entre nous", a-t-elle constaté.

Le poids idéal n'est donc pas celui qu'une personne se fixe, mais celui qui est décidé par le cerveau, un système de régulation situé dans l'hypothalamus. Les signaux qui lui sont transmis sur le stock de lipides ou encore le taux de sucre dans le sang agissent sur l'appétit ou même le métabolisme. L'objectif: maintenir un poids corporel stable et ne pas trop descendre sous la fourchette de 5 à 8 kilos".

95 à 97% des tentatives de perte de poids parvenues, échouent dès la fin du régime et de la reprise des anciennes habitudes. Un régime est tout simplement synonyme de restrictions et donc frustrations. Une fois la période de disette achevée, le corps reprend tout ce dont on l'a privé. Il prend aussi plus, au cas où, il rencontre une autre période de restriction.

Les régimes sont des systèmes rigides et figés

Le régime est un système dont les règles reposent sur des méthodes externes qui dirigent notre alimentation par des menus tout fait, liste des aliments à manger et autres à éviter, par des aliments à ne pas manger ensemble ou au contraire à combiner simultanément,

Ce sont des systèmes ou il faut tout faire. Chaque point est à respecter scrupuleusement comme dans une recette de pâtisserie. Si vous ne suivez pas à la lettre toutes les instructions, consignes, vous n'atteindrez pas votre objectif.

La personne qui suit le régime doit manger à heure fixe, X repas par jour sans tenir compte de sa sensation de faim, s'arrêter de manger à partir d'une certaine heure, …

Par leur rigidité, certains régimes alimentaires peuvent s'avérer dangereux pour la santé. Généralement, ils sont monotones et très ennuyeux.

Et souvent le spécialiste qui suit son patient le pointe du doigt, en lui parlant d'une insuffisance présumée de détermination de sa part de respecter toutes les étapes.

Les régimes inhibent l'alimentation intuitive

La restriction des régimes alimentaires pousse les personnes à la frustration. L'étape suivante sera des fringales incontrôlables.

Les régimes font perdre des simples repères au départ innés comme la sensation de faim ou la satiété. Les personnes qui sont aux régimes continuellement sont en guerre avec la nourriture.

Toujours en train de séparer les bonnes et les mauvaises nourritures. Les régimes poussent la personne à ne plus entendre les signaux provenant de l'organisme. La personne se met à suivre des règles externes à elle et qui vont la déboussoler complètement.

Aujourd'hui, plusieurs études scientifiques mettent en avant l'alimentation intuitive. Elle est indéniable. Elle nous réconcilie avec nos sensations naturelles de faim et de satiété. Nous sommes en paix: il n'y a plus de bons ou de mauvais aliments.

Nous retrouvons le plaisir oublié de la nourriture. L'idée du sport n'est plus liée au fait de perdre du poids, ce n'est plus une contrainte. Le sport reprend sa place initiale comme source de bien-être.

Perte poids est synonyme de régime

Notre société véhicule l'image de la minceur comme étant l'étalon de référence de la normalité et de la beauté. La surveillance de son poids pour ne pas risquer de se laisser aller est chez certaines personnes une obsession. Dans la tête des gens, le seul moyen de surveiller son poids est la restriction. Des milliers de messages liés à cette restriction traversent l'esprit de la personne en privation. Cette obsession peut tourner au drame.

Cette manie du poids et donc de l'alimentation a un impact négatif sur notre psychique. Parfois cela peut pousser les personnes tellement loin dans leurs émotions, qu'elles souffrent, développant des troubles alimentaires pouvant aller jusqu'à la mort. Combien d'histoires avons-nous entendu sur l'anorexie et la boulimie qui se sont mal terminées?

Notre culture définit la santé en fonction de la taille et de l'apparence

Notre société nous pousse à ressembler à un modèle type provenant de notre tendre enfance. Combien de petites filles se sont identifiées à Barbie et ensuite à leur idole ou à leur star préférée? La plupart des gens s'inquiètent de leur image extérieure, délaissant la partie invisible: l'esprit, le mental. Certaines personnes poussent les choses à l'extrême.

Mais nous savons, que forcer le cerveau au lieu de travailler en collaboration avec lui aura des effets néfastes, parfois même irréversible sur notre organisme.

Le régime engendre incontestablement la frustration

L'après perte de poids est prévisible: c'est un cycle typique des régimes qui montrent une perte de poids initiale à court terme, suivie d'une reprise de poids, puis, d'une détresse émotionnelle, de culpabilité et de honte ... suivie d'un autre régime!

Les régimes de modèles classiques négligent ces preuves d'échec en la matière et continuent à se concentrer sur la perte de poids. La frustration naissante devient une seconde nature. Elle est tellement présente dans la vie de la personne en régime continue que cette même personne reprend du poids. Ces différentes situations créent un cercle vicieux.

L'industrie de l'alimentation intensifie ses méthodes pour séduire

Bien que les tentatives ratées de perte de poids ne soient pas votre faute, il en découle un sentiment de culpabilité et de frustration de ne pas être comme sur les photos de magasines.

L'industrie de l'alimentation et de la cosmétique, avec un taux d'échec de 95% dans le domaine, continuent à se développer puisque les clients se blâment eux-mêmes au lieu de leurs méthodes inefficaces.

La survie de cette industrie dépend du fait que nous revenons encore et encore, espérant que cette dernière idée à la mode sera efficace.

Le régime est lié aux restrictions mentales

Le régime est en lien direct avec l'interdiction de manger ceci ou cela. La restriction mentale, c'est le fait d'étiqueter certains aliments comme «mauvais». La stigmatisation du poids est un problème énorme. Notre société nous inspire pour que nous ne trouvons pas possible de sortir du moule universel de la minceur. L'image du corps gras est bannie des belles images ou photos, elle est souvent associée à la maladie, au négatif.

Ce qui engendre des auto-persécutions associées à des pensées corporelles négatives. L'image qui elle est mise au-devant de la scène est celle d'une personne très mince, sportive, jeune et dont la forme défie toute logique. Nous savons que ce sont des images incroyables et pourtant, cela n'empêchera pas certaines personnes de prendre des risques incommensurables pour cette présumée minceur.

La perte de poids est en opposition à la nourriture

La nourriture engendre beaucoup d'anxiété chez les personnes cherchant la minceur. Souvent, pour elles, la seule façon d'atteindre leur but est d'office liée à la privation de nourriture. La plus grande difficulté, c'est de modifier leurs mauvaises habitudes. Reprendre son pouvoir de «penser par soi-même» fait tellement peur aux gens, qu'ils préfèrent des méthodes toutes faites et se mettent à agir comme des robots, sur lesquels nous pouvons appuyer sur ON ou OFF!

Le régime est obsédant

L'obsession continue de la surveillance de son poids, de son apparence, de ses calories ingurgitées ne laissent pas beaucoup de place pour s'écouter.

Ecouter la vraie faim, et non un signal d'alarme lié aux émotions du moment. L'obsession de l'alimentation nous empêche d'entendre les bruits sonores de l'organisme, les sensations qui émanent pour donner suite à la faim ou à la satiété.

La nourriture engendre donc des émotions tellement fortes qu'elles prennent toute la place et nous empêche de penser de manière rationnelle. Nous n'arrivons plus à faire confiance à notre organisme. La pression sociale autour de nous, dans notre quotidien nous déconnecte de notre intérieur. Alors que c'est la solution.

Notre alimentation notre médicament

Avez-vous déjà entendu parler de l'adage qui dit: «une bonne santé provient 70% de votre alimentation et 30% d'une activité sportive».

En effet, l'alimentation demeure l'essence de la santé. Les piliers en matières d'habitudes alimentaires sont: des boissons saines, de l'air frais, les capacités d'auto-guérison de notre organisme et une attention remarquable à une forme d'équilibre mental. En d'autres mots une bonne hygiène de vie.

Une alimentation variée et équilibrée est le secret d'une vie longue et saine.

Mais, il suffit d'observer autour de nous, pour voir que nos vies sont loin d'être équilibrées qu'elles le devraient. Ce déséquilibre donne naissance à de nombreuses maladies.

La principale origine des atteintes est l'alimentation et notre mode de vie. Les aliments raffinés sont probablement les causes principales des affections et de la mauvaise santé de l'Occident.

Prenons un exemple: 80% de tous les minéraux, 90% de toutes les vitamines et presque toutes les fibres disparaissent lors du raffinage de la farine de blé entier en farine blanche.

La vitalité ne suit plus la cadence de nos vies

Jusqu'au début du 20ème siècle, une nutrition équilibrée était la base de toutes les thérapeutiques. La rupture fondamentale qui a eu lieu au 20ème siècle, entre l'alimentation et la santé, est la raison pour laquelle nous ne sommes pas en mesure, malgré une médecine efficace, d'éviter 70% des décès prématurés dus aux affections occidentales.

Une salade, récemment cueillie du champ, contient des bienfaits bien différents de celle d'une salade cueillie et emballée depuis plusieurs jours.

Les rythmes de vie pressés de nos sociétés encouragent aujourd'hui à la consommation d'une nourriture rapide, réchauffée au micro-ondes, déjà préparée et prête à l'emploi.

Graisses, sucres, additifs et colorants, pesticides, sont plus présents que jamais dans les alimentations.

Conséquences, des pathologies apparaissent et se multiplient: obésités, diabètes, anorexies, boulimies, cancers, dépressions, maladies

d'Alzheimer et Parkinson, troubles cardio-vasculaires, hypercholestérolémie, troubles gastriques...

Surcharges ou carences alimentaires

Le siècle dernier, le déséquilibre alimentaire découlait d'une carence nutritionnelle. Mais aujourd'hui, à l'air de l'abondance, ce n'est plus une question de quantité mais de qualité.

La carence est une insuffisance, la surcharge est un excès. L'une comme l'autre est le signe d'un déséquilibre et cette atteinte qui engendre la maladie.

Les deux s'opposent et pourtant engendre la maladie dans notre organisme. En s'éloignant d'une alimentation équilibrée et saine qui correspond à nos besoins. Beaucoup d'entre nous entrons sans nous en rendre compte dans des processus de surcharge de l'organisme. Très souvent, cette surcharge s'accompagne de carences plus ou moins importantes.

La carence

La carence laisse des indices sur son passage: les ongles cassants, les imperfections cutanées, les cheveux secs ou les difficultés de concentration.

La carence la plus commune est sans doute la carence en vitamine D, la vitamine du soleil, qui ne manquait jamais à nos aïeuls chasseurs cueilleurs habitués à la vie en extérieur.

Il existe aussi des carences due à des moments ponctuels de notre vie comme l'adolescence, les grossesses, les périodes post-opératoires, la ménopause…

Parfois les carences sont conséquentes à notre mode de vie: stress, excès d'alcool, tabac, manque d'exercices physiques.

La surcharge

La surcharge la plus flagrante est celle qui enfle les cellules adipeuses de graisses.

L'accumulation dans les tissus de toxines, de métaux lourds inflammatoires d'origine principalement alimentaire qui engendre la maladie. L'organisme ne parvient plus à éliminer autrement que par la maladie.

Parfois cela est sans gravité comme l'acné ou la bronchite parfois les conséquences sont plus dramatiques comme les maladies cardio-vasculaires ou la polyarthrite rhumatoïde.

En plus de la carence: le tabac, le stress et la sédentarité vont venir aggraver la situation.

Beaucoup de gens pensent que les articulations douloureuses sont liées à l'âge. Mais la principale cause de la douleur est une incapacité à éliminer les toxines qui génère une inflammation dans tout l'organisme.

Si vos organes d'élimination qui sont: les reins, le foie, les intestins, les poumons, la peau sont efficaces, que vos muqueuses, en particulier celle de l'intestin, ne sont pas atteints d'hyperperméabilité, vous pourrez aspirer à une vie sans douleur en évitant des maladies comme l'Alzheimer ou la fibromyalgie.

Parfois, l'excès peut être la conséquence de la carence. Prenons l'exemple de l'excès de protéines animales qui débouche sur des carences minérales et vitaminiques.

Dans certains traitements, des médicaments par leur processus dégradations empêche l'organisme de saisir certains vitamines et minéraux qui pourraient provenir de l'alimentation.

Une alimentation variée

C'est une alimentation en rapport avec des produits de saison n'ayant pas subi d'intervention chimique serait l'idéal. Le changement d'alimentation vers l'équilibre et les produits sains peut nous faire entrevoir de nouvelles céréales et légumineuses, de nouvelles saveurs, de nouvelles odeurs et de nouvelles compositions de repas.

Diminuer notre quantité de viande et de produits laitiers, dont la surconsommation a un coût tant pour notre santé, pour notre budget et pour la planète.

L'ajout de compléments alimentaires dans notre alimentation ?

Ce sont des sources concentrées de nutriments (vitamines minéraux) à base de plantes qui ont pour but de remédier aux carences de l'alimentation régulière d'une personne.

Ces suppléments peuvent se présenter sous différentes formes: gélules, pastilles, comprimés, pilules, sachets de poudre ou d'ampoules.

Les compléments alimentaires ne doivent pas remplacer les apports provenant d'une alimentation équilibrée, mais bien les compléter.

De plus, il est conseillé de respecter consciencieusement la posologie car une sous-dose n'aura aucun effet et une surdose pourra entraîner des effets indésirables.

Les carences

Une étude menée par l'Institut de Veille Sanitaire (InVS en France) a révélé:

-Près de 80 % de la population souffrirait d'une carence en vitamine D.

-Entre 20 % et 25 % de la population mondiale seraient en carence de fer.

Ces manques seraient en partie liés à une alimentation peu variée et pauvre en fruits et légumes.

Les compléments alimentaires ont d'abord été développé dans le but de prévenir différents problèmes de santé. Aujourd'hui, l'utilisation de ces suppléments s'étend à la recherche du bien-être, de la beauté, de la forme, du tonus et au retardement du vieillissement. On en compte des milliers sur le marché. Certains sont d'une efficacité incroyable pour comblés des déficits mis en évidence lors d'une prise de sang par exemple.

Le guide

Qu'est-ce qu'un guide

Il existe plusieurs modèles de guides en matière de nutrition. Les autorités de la plupart des pays occidentaux publient des guides alimentaires pour nous aider à faire des choix judicieux qui allient plaisir et santé.

Pour aider les différents pays à établir leurs guides alimentaires, l'OMS publie régulièrement divers documents d'orientation.

Ces documents traitent autant du contenu nutritif (à partir des plus récentes recherches scientifiques) que des meilleures façons de faire accepter les nouvelles recommandations par les diverses populations en fonction de leurs coutumes, leurs habitudes, leurs traditions et leurs particularités socio-économiques.

Les aliments sont triés en groupe et en aliment conseillés, à consommer modérément et à éviter voire à proscrire en matière de santé.

Depuis janvier 2003, l'OMS propose des stratégies qui ont comme objectif de diminuer les maladies chroniques et non transmissibles (le cancer, les maladies cardiovasculaires et pulmonaires, le diabète, l'ostéoporose, la carie dentaire, etc.).

L'étape suivante est de reliés ces objectifs à des facteurs diététiques et à l'activité physique.

Voici les principales recommandations de l'OMS.

Augmenter la consommation de fruits, de légumes, de légumineuses, de grains entiers et de noix.

Augmenter substantiellement la pratique d'activité physique tout au long de la vie.

Remplacer les gras saturés et trans par des gras insaturés, et réduire la consommation totale de gras.

Privilégier le poisson, les viandes maigres et les produits laitiers faibles en gras.

Réduire la consommation des sucres.

Réduire la consommation de sel.

Diminuer le marketing intensif destiné aux enfants, concernant les produits riches en gras et en sucre.

Selon l'OMS, l'implantation de ces mesures devrait se faire sur une longue période.

Vous voyez que nous ne parlons plus de régime tout fait qu'il faut suivre à la lettre.

Mais bien de mettre la personne au centre de sa vie, la responsabiliser face à sa santé et la guider dans ses choix et ses goûts personnel. Nous sommes tous unique. Imposer les mêmes choix alors que nos habitudes, nos ressources et nos choix sont différents aboutiraient vraisemblablement à un échec de masse.

Le guide est un accompagnateur lors de vos courses, vos préparations de menus quotidiens, bref pour toutes les occasions de votre vie.

Aliments à consommer

*Les glucides (carbohydrates)

Graines: son de blé, riz noir, quinoa, germe de blé, riz sauvage

Fruits: pommes abricots, mûres, myrtilles , cerises, noix de coco, durian, fruit du dragon, figues, goyave, raisin, pamplemousse, kiwis, citron, nectarines, oranges, fruit de la passion, pêches, poires, prunes, grenade, ramboutan, framboises, fraise, tomates

Légumes: artichaut, roquette, asperge, pousse de bambou, betterave, brocoli, choux de Bruxelles, choux, carottes, chou-fleur, céleri, piment fort, chou vert, concombre, aubergine, haricots verts, pois verts, chou frisé, poireaux, champignons, oignon, poivrons, cornichon, radis, rhubarbe, laitue romaine, épinards, navet, courgettes

Légumineuses: haricots, lentilles, lait de soja non sucré, pois cassés, haricots blancs, pois chiches.

*Protéines

Viandes: bœuf haché maigre 95%, poitrine de poulet, crabe, flétan, hareng, épaule d'agneau, gigot d'agneau, homard, maquereau, saumon, sardines, crevettes, tilapia, thon, dinde Bacon, poitrine de dinde, œufs entiers, Veau

Produits laitiers: fromage cottage, yaourt grec nature

Produits au soja: tempeh, tofu, Protéines végétale texturée (TVP)

*Graisses

Légumes: avocat, olives

Noix et graines: Amandes, noix de cajou, chia, lin, noisettes, arachides, noix de pécan, noix de pin, pistaches, graines de sésame, graines de tournesol, noix

Produits laitiers: Fromages

Huiles: Noix de coco, poisson, graine de lin, noix de macadamia, olive
Boissons: lait d'amande non sucré

*Herbes et épices

Basilic, cannelle, ail, origan, persil, échalote, vanille, poivre, citron, paprika, curcumine, gingembre.

Vinaigre balsamique, houmous, jus de citron, moutarde, salsa (sans sucre ajouté), stevia, vinaigre de pomme.

A consommer modérément

Graines: Blé boulgour, riz brun, millet, muesli, flocons d'avoine, orge, couscous, polenta, riz rouge, pain de seigle, pâtes de blé entier, pain de grains entiers

Fruits: Bananes, mangues, melons, pastèque, papaye, ananas

Légumes: Betteraves, courges, citrouille, maïs sucré, patate douce

Viandes: Bœuf haché maigre à 80%, cuisse de poulet, canard, côtes de d'agneau, bifteck de bœuf.

Noix et graines, châtaignes

Mayonnaise au citron, Sauce soja

A éviter

Graines: Tous les autres riz, bagel, biscuit, céréales, gnocchi, granola, barres de céréales, gruau instantané, pain de pommes de terre, pain blanc, pâtes blanches, céréales sucrés

Fruits: Fruits sec

Légumes: rutabaga, navet, toutes fritures de pommes de terres, carottes cuites

*Aliments transformés: bière, gâteaux, barres de chocolat, croustilles, pâtisseries commerciales, condiments contenant du sucre ajouté, biscuits, craquelins, beignets, frites, sirop de maïs à haute teneur en fructose, crèmes glacées, muffins, collations emballées, maïs soufflé, chips , gâteaux de riz, soda, tapioca, farine blanche ou enrichie, sucre blanc et brun

Produits laitiers: Tous les autres yaourts

*Condiments

Agave, sauce BBQ, miel, ketchup

*Boissons

Boissons alcoolisées, boissons gazeuses, soda, jus de fruits

*Protéines

Viandes: Bolognaise, poisson pané / poulet, viandes frites, lard de porc, saucisse

Autre: Barres protéinées, crèmes à café

Graisses

Aliments transformés: Huiles hydrogénées et partiellement hydrogénées, saindoux, margarine, aliments sous micro-ondes / préemballés

Condiments

Dressing, sauce sucrée.

Les aliments qui suivent sont des produits dont on commence à beaucoup parler dans l'industrie du bien-être et l'alimentation complémentaires. Certains possèdent des puissance incroyables.

Chlorelle

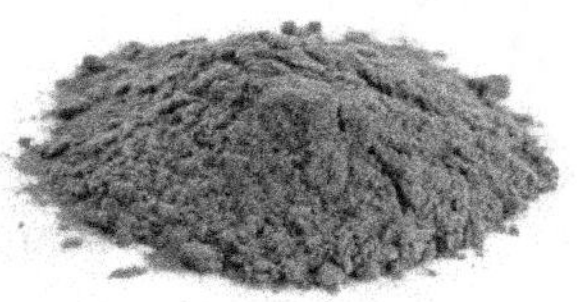

Elle améliore l'endurance, stimule la croissance des cellules, détoxifie et facilite l'élimination des metaux louds.

Spiruline

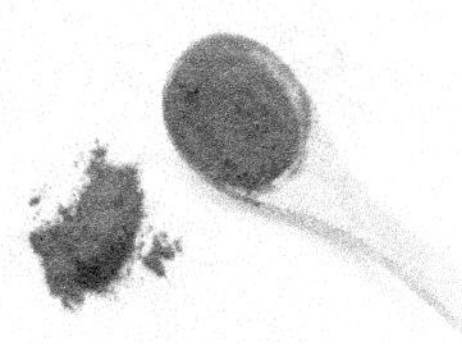

Elle purifie le sang, renforce le système immunitaire et donne un important apport énegrétique qui aide à maigrir.

Ginseng

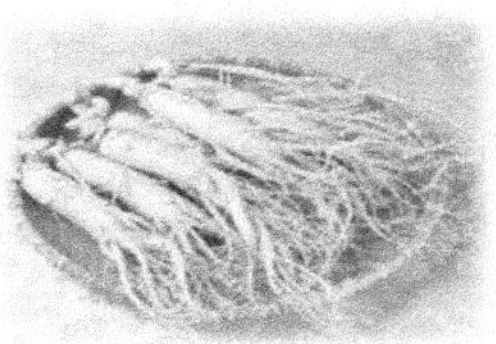

Il stimule le système immunitaire, lutte contre le vieillissement cellulaire, le stress et le diabète. Il calme les spasmes de l'asthme.

Curcuma

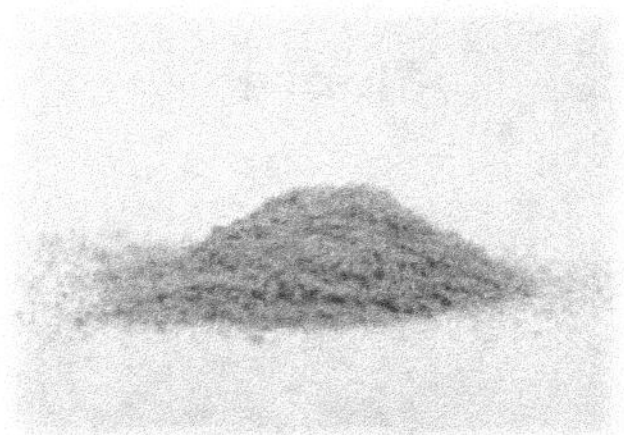

Anti-inflammatoire puissant, il apaise les douleurs menstruelles et digestives.

Maté

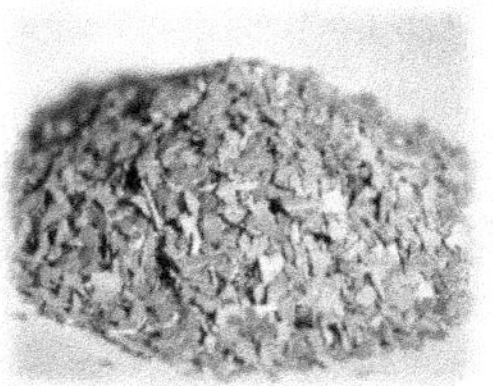

Plante remplie d'antioxydants et oligo-élements, tonique et diurétique. Elle détoxifie aussi le sang.

Reishi

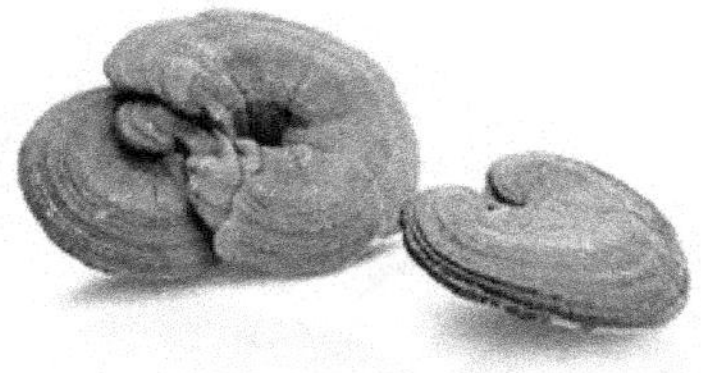

Champignon qui le pouvoir de renforcer le système immunitaire, il réduit le taux de cholestérol et nettoie le foie.

Cannelle

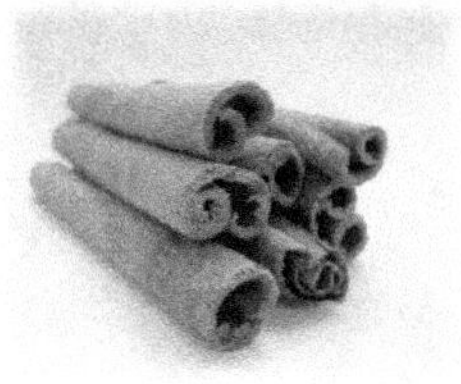

Superbes antioxydants, elle contient aussi des fibres. Elle améliore la circulation et le transit intestinal.

Aloe Vera

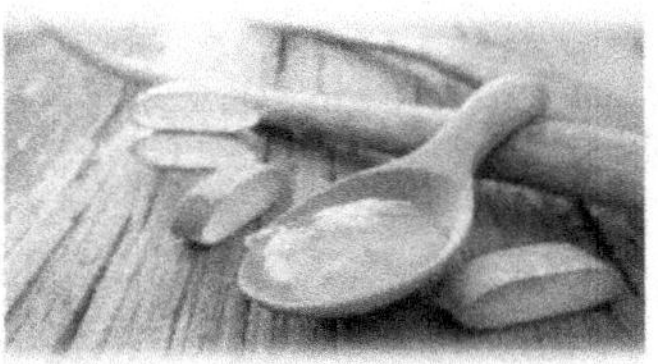

Remplit d'acides gras essentiels et de vitamines A, B12 et E Minéraux (calcium et magnésium). Puissant laxatif et permet d'éliminer les bactéries à l'intérieur du système digestif.

Guarana

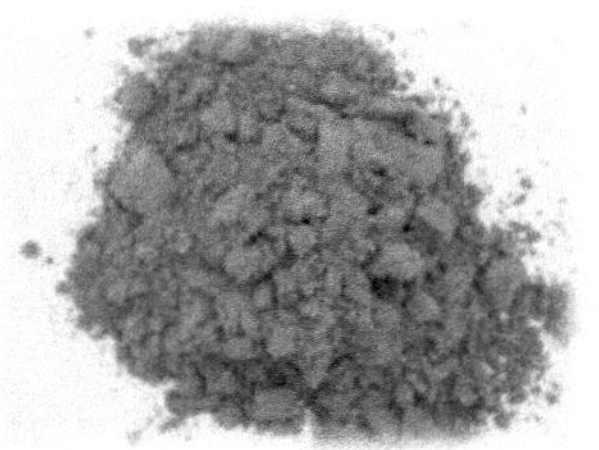

C'est un stimulant naturel qui combat la fatigue et le stress. Il renforce les défenses et déploie un effet de satiété.

Durian

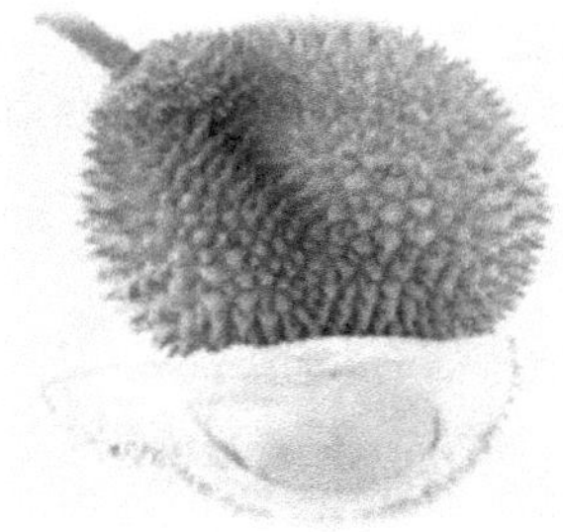

Riche en vitamines et minéraux, le durian facilite le transit intestinal et prévient de l'hypertension.

Maca

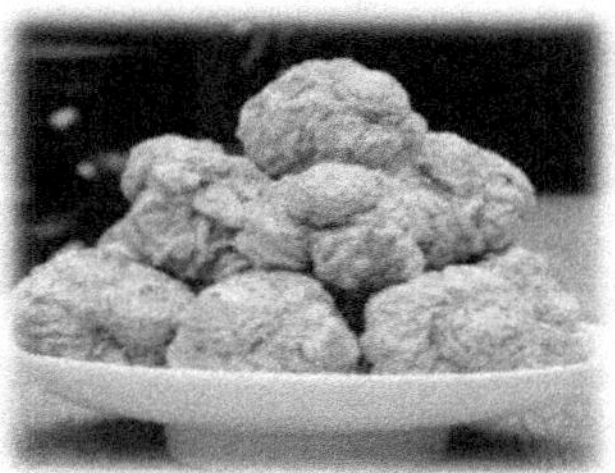

Composée de protéines, vitamines, calcium, antioxydants et acides aminés. Il combat la perte de cheveux, il aide à la vitalité sexuelle et soulage le stress.

Thé Vert

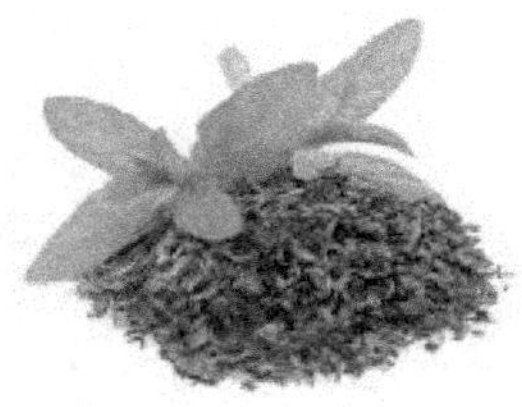

Contenant des antioxydants qui favorise la perte de poids, prévient la maladie d'Alzheimer et augmente l'énergie.

Noni

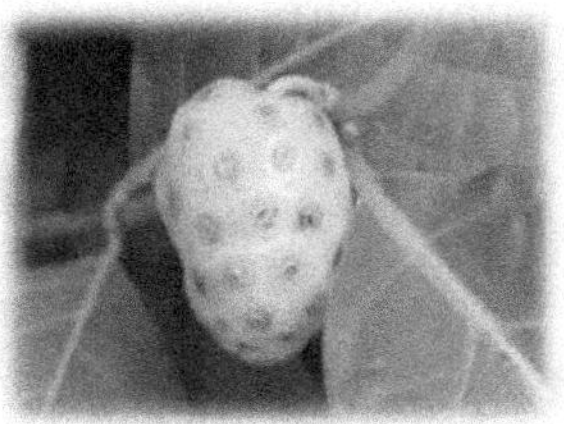

Contient dix alcaloïdes qui protège contre le cancer Très efficaces pour se débarrasser des addictions.

Ginkgo biloba

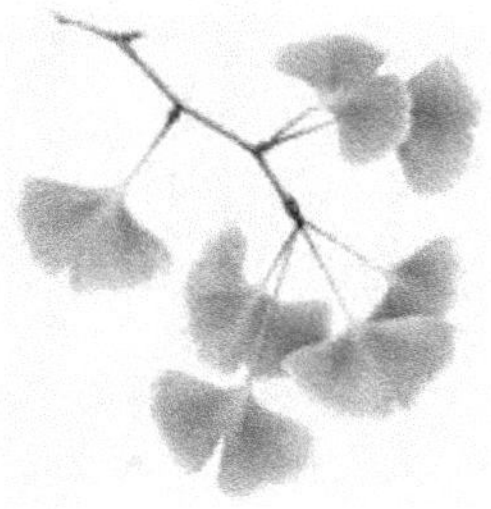

Favorise la longévité, stimule le flux sanguin et aide à la concentration.

Améliorer sa santé et préserver son capital jeunesse

Les gens déboursent des centaines et des milliers d'euros pour essayer de rester jeunes.

Ils investissent dans des cosmétiques, dans les derniers produits de beauté sortis sur le marché, des rituels de beauté originaux et coûteux, juste pour avoir l'air jeune.

Pourtant, pour préserver sa jeunesse, cela ne consiste pas seulement à prendre soin de soi à l'extérieur.

Vous devez être attentif à ce qui se passe dans votre corps, car tout cela contribue à votre bien-être physique. D'ailleurs l'intérieur reflète à l'extérieur. Il faut savoir que la perte de poids est une conséquence d'une prise en main globale de sa santé. L'aspect extérieur lui est en lien direct avec la jeunesse intérieure. Tous, ensemble, contribuent à notre bien être absolue.

Il y a un grand intérêt pour l'anti âge

L'anti-âge peut prendre de nombreuses formes : il peut se référer à votre apparence, à votre perception («se sentir vieux ou jeune», «l'âge c'est dans la tête»), à votre longévité, à la durée de votre vie. Plusieurs de ces aliments touchent tous ces aspects, vous aidant à mieux paraître, à vous sentir mieux et à vivre plus longtemps.

Tout ce qui est nécessaire est de commencer à les assimiler dans votre menu quotidien plus souvent, et bénéficier des avantages qu'ils offrent. Commencez à en manger plus aujourd'hui et vous en ressentirez tout de suite les bienfaits.

Lorsque l'on parle d'alimentation et qu'on la combine à la jeunesse, les premières étapes les plus connues par un grand nombre de personnes sont: d'éviter de consommer ou de faire des choses nocives, comme manger de la malbouffe, fumer ou de boire. Et inclure des aliments sains dans votre alimentation habituelle.

Ils participent non seulement à garder votre esprit et votre corps en forme, mais ils luttent également contre les effets du vieillissement de la lumière du soleil, du stress, de la poussière et des polluants que vous rencontrez couramment.

La puissance de la nourriture

Depuis des siècles, la nourriture était tellement puissante: elle préservait et soignait des maladies, soulageait les inflammations articulaires, réconfortait les jeunes filles durant les périodes de règles douloureuses...

Mais dans notre société frénétique, nous avons oublié son pouvoir.

Notre époque nous tente pour avoir l'air plus jeune, avoir une peau claire et éclatante, des yeux pétillants et un corps qui fonctionne bien. Alors que nous ne prêtons aucune attention à ce qui devrait être primordial pour nous: notre programme alimentaire.

Dans notre société du beau, notre approche de la nourriture est devenue trop compliquée. Nous rejetons tous ce qui n'est pas dans les normes de beauté que le système impose en masse à nos esprits. La viande doit être nette et de la même couleur partout. Les légumes et les fruits doivent avoir le même calibre.

Les émissions de cuisine à la télévision influencent aussi notre façon de cuisiner. Grâce à des chefs célèbres et à des démonstrations de cuisine, nous plaçons nos normes tellement haut que nous avons peur de cuisiner pour nous-mêmes. Comme si, il n'est plus possible de cuisiner un bon repas de notre enfance sans en faire une œuvre d'art.

Manger adroitement apporte tous les bienfaits nécessaires pour une santé et un poids optimal. Les règles suivantes vous aideront à obtenir les nutriments dont vous avez besoin pour rester jeune et dynamique.

Vous n'êtes pas obligé de les suivre aveuglément, Laissez-les simplement vous alerter autour de ce qui touche à la nourriture.

Abolir les aliments addictifs

Laisser tomber les aliments transformés, ceux qui contiennent du sucre raffiné ou caché, du sel et des mauvais gras. Presque tout ce qui est distribué dans une boîte, un paquet ou un sachet fermé. Ceux-ci sont addictifs, car lorsque vous les consommez, votre corps en redemande le rendant parfois même agressif tant que le besoin n'a pas été assouvi.

Il est difficile de se débarrasser des dépendances alimentaires.

Une technique qui fonctionne bien est de mettre en place une semaine pour chaque année de dépendance.

Donc, si vous avez 38 ans et que vous avez mangé beaucoup de sucre raffiné depuis l'âge de 20 ans, ne vous attendez pas à être délivré de votre addiction alimentaire avant 18 semaines.

Mangez des noix

Les noix peuvent être substituées à tous les types de produits laitiers. Au lieu du lait de vache, par exemple, utilisez du lait de noix. Il suffit de prendre une poignée de noix, amandes, ou noix de cajou, mélangez-les avec deux verres d'eau. Dans le commerce, veillez à prendre des aliments sans conservateurs ou ajout de sucre. Alterner les variétés pour varier les saveurs et les avantages. Manger une poignée de noix par jour, ralentit l'arrivée des cheveux gris.

Les pistaches, elles, contiennent un anti-inflammatoire qui renforce la peau.

Pensez aux herbes

Nous avons autour de nous une quantité incroyable d'herbe et pourtant nous en profitons pas. Les herbes sont bourrés d'antioxydants et d'anti-inflammatoires. Ils font à peu près tous ce dont vous avez besoin : ils renforcent les cellules, les articulations, les muscles, les veines, le sang et les organes font briller les yeux, les cheveux et les ongles et soigner la peau.

Par exemple, le fenouil et le cumin sont connus pour soulager l'estomac.

Plusieurs manières pour utiliser les herbes: déposer sur une préparation juste avant de passer à table, cuis dans une soupe avec les légumes, crues dans une salade…

L'ail et le curcuma, la menthe et la muscade sont des super aliments pour la jeunesse pour l'équilibre hormonal. De plus, ils possèdent des propriétés anti inflammatoires puissantes.

Tenir compte des méthodes de cuisson

Respecter le processus de cuisson permet de conserver les nutriments et les antioxydants au maximum dans tous nos aliments. De cette manière, les aliments cuits à point nous aident à garder notre santé et de prévenir notre capital jeunesse.

La cuisson à la vapeur est la meilleure façon de cuisiner des plats savoureux et rajeunissants, car elle apporte la richesse vitaminique.

De la friture avec une petite quantité huile nous aide à absorber les vitamines liposolubles essentielles A, D, E et K (une petite cuillère à café).

Consommer de l'avoine

Il y a quelques effets de l'avoine qui en font un excellent choix pour ceux qui cherchent à ralentir le processus de vieillissement.

Il est recommandé par l'American Heart Association pour sa capacité à faire baisser le taux de cholestérol, de plus, il peut vous donner de l'énergie pour vous aider à passer la journée sans coup de fatigue ou même à vous soutenir lors des exercices physiques. Il permet donc de construire des muscles maigres et de garder le corps sain et plein de vigueur.

Se mettre au thé vert

Il y a tellement d'antioxydants dans le thé vert qu'il est difficile d'en choisir un, mais il existe en fait un groupe qui offre plus d'avantages anti-âge que le reste. Ils sont appelés OPC.

Ils sont particulièrement utiles dans la lutte contre les deux types d'oxydants, à la fois solubles dans l'eau et liposolubles. La plupart des vitamines ne sont efficaces que pour défendre l'un ou l'autre. Cela donne aux radicaux libres une sorte de double effet et fait donc deux fois plus de bien au corps.

Perdre du poids fait paraître plus jeune

Lorsque les gens vieillissent, ils prennent souvent du poids. Un poids supplémentaire peut montrer votre âge, car c'est un signe visible du ralentissement métabolique.

Combattre l'effet de vieillissement du poids supplémentaire en perdant ce poids additionnel lentement et l'exercice pour tonifier vos muscles.

Nous nous inquiétons du vieillissement, car le passage du temps et des années au travers d'évènements de notre vie comme: les réveils de nuit pour nos jeunes enfants. Ces multiples réveils ont commencé à faire des ravages sans que l'on s'en rend compte.

Nos yeux sont de plus en plus cernés, notre peau devient plus terne et manque d'éclat. Donc, comme beaucoup de femmes, nous nous retrouvons à près de 40 ans à vouloir perdre du poids et paraître plus jeune.

Mais la pire chose que nous pouvons faire à votre visage et notre corps à cet âge est de faire des régimes yo-yo. Les dégâts sur l'élasticité de notre peau et donc notre apparence sera une catastrophe et nous fournira encore plus de besogne.

Donc, dans cet esprit, voici ce que vous devez savoir sur la perte de poids sans gagner de rides par la suite ...

Lorsque que l'on cherche à perdre du poids, on perd de partout. On perd du corps et du visage. Nous transportons moins de graisse sur le visage. Donc 2% de graisse en moins se verront plus vite sur le visage que sur le corps.

Lorsque les femmes plus âgées s'alimentent, cela se voit d'abord sur leur visage, puis sur leur corps. Les médecins   spécialisés en esthétique expliquent que la perte de poids rapide à partir de la quarantaine se montre particulièrement autour des tempes, qui deviennent creuses, les joues, qui glissent lentement vers le bas et qui donnent des joues tombantes.

La perte de poids fait paraître plus jeune, à condition de ne pas maigrir rapidement.

L'astuce beauté que transmet les médecins de mannequins est de «choisir le poids que vous pouvez maintenir». Donc, ce n'est pas le poids le plus mince que vous pouvez atteindre, mais bien celui que vous pouvez garder aussi longtemps que possible. L'effet yoyo a des conséquences dramatiques sur l'élasticité de la peau.

La perte de poids doit se faire de manière lente et régulière, sinon le risque de maigrir vite est l'accélération d'effet vieillissant de la peau.

A partir d'un certain âge, l'exercice abusif peut être très vieillissant.

Des activités telles que la course excessive lorsqu'elle est combinée avec un régime amaigrissant peuvent vous faire perdre du muscle maigre ainsi que de la graisse.

Donc, non seulement la perte de graisse rapide vieillit, et elle est accompagnée de perte de masse maigre importante.

A partir de 30 ans, nous commençons à perdre de la masse musculaire, ce qui ralentit notre métabolisme. Les muscles brûlent plus de calories que les graisses Dans l'exemple concernant la course à pied : c'est un sport très efficace à condition d'y associer un peu de musculation ou des Pilates.

En revanche, vous ne faites pas d'exercices du tout, il est temps de vous y mettre. En effet, plusieurs études montrées récemment que tous les types d'exercices faits de manière modérés et régulièrement ralentissent le vieillissement de la peau.

Nous avons pour habitude de diaboliser les graisses et même de les abolir de notre alimentation. Et pourtant, les meilleurs choses pour l'organisme sont l'eau et les bonnes graisses.

Alors buvez beaucoup de liquides (eau, tisanes sans sucre) et consommez des bons gras tels que l'avocat, le poisson gras, l'huile de coco, les noix et les graines.

En effet certains aliments améliorent la production de collagène. Le collagène étant une protéine qui maintient la peau de manière homogène et la garde ferme. La production de collagène diminue avec l'âge, accéléré par le tabagisme, le sucre, les aliments transformés et le manque de sommeil.

Certains aliments, néanmoins, aident à ralentir ce déclin, tels que les légumes verts et les fruits.

Donc, le secret le plus efficace de la prolongation de la jeunesse est encore une fois, la qualité de notre alimentation.

La vitamine C est également très importante, elle intervient aussi dans la formation du collagène. C'est un composant qui donne de la résistance et de l'élasticité à la peau. Pour avoir l'apport de vitamine C, il suffit de consommer tous les jours des fruits à base de vitamine C comme: les kiwis, les oranges, les clémentines, les pamplemousses.

Augmentez notre quantité de glutathion.

Le glutathion est une protéine naturelle qui protège les cellules, les tissus et les organes contre la maladie, le vieillissement et le cancer. C'est un antioxydant puissant dont notre corps a besoin pour rester jeune et en bonne santé.

À partir de l'âge de 20 ans, la production naturelle de glutathion diminue dans le corps et, elle est encore réduite par:

-Le stress chronique

-Une mauvaise alimentation

-le tabac

-La consommation d'aliments génétiquement modifiés (OGM)

-Les infections

-La fatigue

-Les médicaments

-Les édulcorants artificiels

-Les toxines environnementales accumulées.

Et à l'âge de 40 ans, le niveau de glutathion est anéanti, ce qui entraîne une diminution des niveaux d'énergie, une inflammation accrue et une augmentation des infections et maladies.

Les sources alimentaires de glutathion sont donc nécessaires pour le reconstituer et remplacer sa perte.

De faibles niveaux de glutathion ont été associé à des maladies chroniques telles que la maladie d'Alzheimer, les maladies cardiaques, le syndrome de fatigue chronique, le diabète et le vieillissement accéléré.

Certains des meilleurs aliments qui peuvent soutenir les niveaux de glutathion en bonne santé son : avocat, asperges, brocoli, ail, les œufs, épinards, tomates.

Il existe une évaluation approximative selon laquelle 30 à 60% du glutathion est perdu quand les aliments sont cuits et 100% est perdu dans le processus de mise en conserve. Par ailleurs, une cuisson légère à la vapeur pourrait causer moins de perte de glutathion.

Faites attention à ne pas manger des aliments avec excès, car certains aliments peuvent avoir des effets néfastes. Une règle qui trône toutes les autres est de manger avec modération est important pour rester en bonne santé.

Une des caractéristiques les plus importantes de la vitamine B 12 est sa capacité à maintenir la jeunesse de la peau. Nous affectionnons tous la peau lisse et souple comme celle d'un bébé.

Mais le manque de vitamine B 12 peut conduire à des rides prématurées. Cette propriété antivieillissement de la vitamine B 12 est l'un de ses aspects essentiels.

La vitamine B12 est un nutriment indispensable pour les globules rouges, la fonction nerveuse et la synthèse de l'ADN. C'est essentiellement la nourriture du cerveau. Obtenir de la vitamine B12 tous les jours est déterminant en vieillissant, car une carence est liée aux dégénérescences cognitives et à une détérioration de la fonction nerveuse.

La vitamine B 12 qui permet de nourrir le cerveau, nutriment essentiel, se trouve dans:

La viande, le poisson, les produits laitiers et plus encore, …

Thon: grillé ou en conserve, ce poisson gras regorge d'oméga-3, de protéines et de vitamine B12, qui stimulent le cerveau, pour toute la journée en seulement une portion de 80 gr.

Hareng: ces petits poissons offrent 3,6 microgrammes de vitamine B12 dans chaque portion de 80 gr.

Saumon: la moitié d'un filet de saumon contient 9 microgrammes de vitamine B12.

Des œufs: les œufs qui sont des aliments bon marché, sont une excellente source de B12 pour les végétariens, car ils peuvent facilement s'ajouter dans des salades, des soupes, et des sautés ou dans d'autres recettes comme les différentes omelettes.

Poulet: le poulet est également une bonne source de vitamine B12 avec 14 microgrammes par 100gr.

Céréales enrichies: certaines céréales à base d'avoine ou de son d'avoine sont enrichies en vitamine B12 et fournissent environ 30% de la valeur quotidienne et cela en une seule portion.

Crevettes: elles contiennent environ 80% de la valeur quotidienne de la vitamine B12. De plus, c'est une excellente source de choline nutritive (liée à la santé du cerveau et du cœur) et de protéines maigres.

Conclusion

Les scientifiques contemporains établissent au travers d'expériences les conséquences bénéfiques de ce que nous mangeons pour nos organes, notre peau et nos muscles. Car la meilleure méthode pour être en bonne santé, et surtout, de le rester, c'est de veiller consciencieusement au contenu de notre assiette.

Le vieillissement est un phénomène naturel qui touche tous les êtres vivants. C'est une étape qui se définit par un affaiblissement des aptitudes physiques et quelquefois cérébrales.

Pour préserver la jeunesse de notre cerveau, du cœur, de la peau, des cellules, de notre corps entier, nous devons toujours être attentif à ce que nous mettons dans notre assiette et à nos programmes de bien être que ce soit en matière de repos, d'activité physique et mental.

Certains aliments connus pour leurs propriétés antivieillissement et pour leurs multiples vertus pour la santé en général, sont aussi délectable, abordables aisément et ont un solide potentiel pour préserver jeunesse et vitalité. Il est important de se réapproprier le contenu de nos assiettes pour reprendre le pouvoir de notre santé.

Pour avoir l'air jeune et la peau souple, la formule magique n'est pas détenue par les chirurgiens esthétiques. Le secret se cache dans votre assiette. Soyez vigilant et invitez des vitamines et des minéraux à vos menus.

L'anti ride se trouve dans l'assiette et gardera votre peau souple et élastique. Il est important de se défendre contre les radicaux libres qui ont une aptitude à s'accumuler dans l'organisme avec le temps, ou sous l'influence des agressions de toutes sortes.

Les antioxydants apportés par l'alimentation protègent la peau d'un vieillissement prématuré.

Le monde dans lequel nous vivons aujourd'hui, avec ses produits chimiques, ses toxines et ses aliments transformés nuisent à notre santé et à notre aspect.

Au cours des 60 dernières années, nous avons vu l'augmentation de choix d'aliments transformés et des toxines génétiquement modifiées. Le sol s'est également affaibli en nutriments. Tous ces facteurs ont créé une situation critique telle que, la production et l'augmentation de radicaux libres. Ces phénomènes créent une inflammation de l'organisme qui entraîne un vieillissement accéléré et des maladies chroniques.

L'importance de l'eau

Une des choses les plus importantes que vous pouvez faire pour une meilleure nutrition et un régime alimentaire réussi est de boire suffisamment d'eau.

L'eau est indispensable pour notre survie. Nous pouvons vivre plus longtemps sans nourriture que nous pouvons vivre sans eau.

Lors d'un repas, elle nous aide à être rassasier plus vite. Pour que nous n'ingurgitons pas de calories inutiles. Elle aide également à débarrasser l'organisme des toxines qui s'y sont accumulées.

Selon le «Food and Nutrition Board de l'Institute of Medicine», les femmes en bonne santé devraient ingérer environ 11 verres d'eau de 250 ml chacun et cela par jour.

Votre consommation quotidienne d'eau dépend de l'âge, du poids, du niveau d'activité et de facteurs environnementaux.

Dans une autre étude récemment publiée dans «*The American Journal of Clinical Nutrition*», des chercheurs ont examiné 11 études antérieures pour étudier l'association entre la consommation d'eau et le poids corporel. Sur les 11 études qui ont été analysé, trois d'entre elles ont montré qu'une augmentation de la consommation d'eau chez les personnes au régime, obtenaient une perte de poids plus importante.

Buvez de l'eau toutes les deux heures

Boire durant toute la journée des petites quantités permet d'hydrater votre organisme et maintenir le système de détox en fonction continue. Si vous sentez la soif, c'est que vous avez laissé trop longtemps votre corps sans apport de liquide. C'est pour cela que boire de manière régulière est primordial.

Une autre indication si vous buvez assez: c'est la couleur de vos urines. Si vous avez une urine de couleur jaune foncé, c'est une indication forte que vous avez besoin de plus de liquides dans votre organisme. Pour une urine saine et de couleur claire, buvez un verre d'eau au réveil le matin et ensuite toutes les deux heures.

Additionnez du goût à votre eau

L'eau n'a pas d'odeur ni de saveur. Certains palets ont du mal à boire de l'eau nature. Vous pouvez ajouter des saveurs comme des rondelles de citron ou d'autres fruits, du gingembre, des feuilles de menthe,… Tous ce qui pourra vous aider à augmenter votre consommation d'eau quotidienne.

Eviter les eaux gazeuses qui irritent les intestins et ballonnent votre estomac.

Une autre façon d'augmenter sa quantité d'eau est de manger certains fruits. Par exemple, la pastèque contient environ 92% d'eau.

En hiver, les soupes et bouillons sont aussi des bonnes alternatives.

Avantages de consommer de l'eau

Il y a beaucoup d'avantages à boire régulièrement de l'eau, y compris la désintoxication naturelle et un métabolisme stimulé par l'effet diurétique de l'eau. Pour les personnes qui ont pour habitude de compter et pour les autres, l'eau vaut zéro calorie. Donc, pas d'inquiétude que le surplus se transforme en graisse dans le corps comme pour d'autres aliments.

Une détox pour stimuler le métabolisme

Les cellules de votre corps consomment de l'eau tout le temps. Une bonne hydratation est considérée comme excellente pour stimuler votre métabolisme de base. Cette auto nettoyant puissant en continue permet de se libérer de tous les déchets qui font prendre du poids.

Combattre la constipation naturellement

Certaines personnes sont constipées tout le temps, au point de faire avec. Mais, elles n'imaginent pas l'effet sur leur santé, leur moral et leur physique. Alors qu'il suffit juste d'augmenter votre apport quotidien en eau pour améliorer la fonction du bol alimentaire et remédier à cette constipation.

Par exemple, boire un verre d'eau le matin à jeun vous aide à vous remettre de la perte d'eau qui se produit lorsque vous dormez, ce qui stimule votre estomac et favorise une bonne digestion.

Eviter une suralimentation

Boire un verre d'eau de préférence avant de commencer à manger un repas aurait pour effet temporaire de supprimer votre appétit. Ceci est particulièrement utile lorsque vous voulez éviter de trop manger pendant un repas.

Lorsque des fringales apparaissent durant la journée, buvez un verre d'eau et voyez si l'envie passe.

Les water tracker

Les water tracker sont des applications que vous pouvez télécharger sur votre smartphone qui vous accompagne dans le suivi de votre consommation d'eau. De cette façon, vous resterez tout le temps hydraté.

Vous enregistrerez la quantité d'eau que vous buvez chaque jour et votre application vous avertit si vous êtes en dessous de votre objectif grâce à une alarme.
Il vous aide aussi à déterminer la quantité d'eau idéal que vous devriez boire en fonction de votre âge, de votre poids, de votre sexe et de la durée d'exercice que vous faites chaque jour.

En général, ils sont faciles à utiliser et agréable dans le design. Tout est mis en place pour vous rappeler de boire de l'eau.

Il existe aussi des petites lampes attachées à un élastique que vous mettez autour de votre bouteille d'eau. A chaque fois que la lampe clignote, elle vous rappelle de boire.
Pour que cela fonctionne, il faut avoir votre bouteille toujours dans votre champs de vue.

Trouver l'activité physique qui vous convient

Faire des exercices physiques

L'être humain a besoin de comprendre pour faire. Jusqu'à maintenant, tous les outils qui sont à votre dispositions demande d'utiliser votre mental. L'outil suivant va vous demander d'utiliser votre organisme. Là, il va falloir passer à l'activité physique!

Cette révélation m'est venue en observant mon fils de 12 ans sur son trampoline. Depuis l'âge de 3 ans, qu'il vente, qu'il pleuve, qu'il fasse chaud, en hiver comme en été, il saute sur son trampoline. Nous avons changé plusieurs fois de trampoline, tellement les ressorts étaient usés. Et à chaque fois, nous passions à la taille supérieure.

Tous les jours, lorsqu'il rentre de l'école, à peine la voiture dans le garage, il me demande d'aller dans le jardin.

Après huit heures de cours, il n'a qu'une seule envie: se retrouver seul et de se débarrasser du stress de sa journée.

Il appelle cela «prendre une pause».

Pourquoi faut-il faire du sport ?

L'activité physique permet l'oxygénation de votre corps et de votre cerveau. Le sport va vous permettre de changer tout doucement vos anciennes habitudes par des nouvelles qui vous conviennent.

L'activité physique aide à apaiser nos émotions et génère un calme intérieur… Et puis la cadence qui s'établit permet un dialogue avec nous-mêmes.

*la qualité de votre sommeil : votre sommeil sera de meilleure qualité. Votre cerveau pourra se régénérer et assimiler toutes les nouvelles informations accumulées pendant la journée.

* la diminution de l'anxiété, du stress et de la dépression : L'exercice libère des opiacés naturels comme la sérotonine, la dopamine et l'endorphine qui diminuent les symptômes d'anxiété, de stress ou de la dépression.

*Eloignement les maladies cardiaques : L'exercice augmente l'apport en oxygène au muscle cardiaque et permet d'éviter les maladies cardiaques qui sont les premières causes de mortalité dans le monde selon l'OMS.

En résumé, l'activité physique est une source de plaisir et de bien-être qui développe la confiance en soi, rétabli l'estime de soi et contribue largement à notre bonheur et à notre qualité de vie.

Des recherches scientifiques ont montré qu'un entraînement plus intensif et plus court avait les mêmes effets sur les performances qu'un entraînement classique. Sept à quinze minutes d'exercices dans un programme de plusieurs manœuvres à réaliser pendant 30 secondes chacun, avec des pauses de 10-15 secondes entre chaque exercice était très efficaces.

http://journals.lww.com/acsm-healthfitness/Fulltext/2013/05000/HIGH_INTENSITY_CIRCUIT_TRAINING_USING_BODY_WEIGHT_.5.aspx#P26

Mot qui vient de l'anglais High Intensity Interval Training, correspond à un entraînement en intervalles de haute intensité.

Le concept: allier des cycles d'effort de haute intensité à des périodes de repos ou de récupération active (on continue à bouger sur place). La période de récupération active permet de garder la fréquence cardiaque à haut niveau. La plupart du temps, il est utilisé un rapport de 2 sur 1. Par exemple, 30 secondes de travail intensif pour 15 secondes de récupération. Néanmoins, plus on progresse, plus on peut allonger les temps de travail et/ou réduire les temps de récupération.

Tout simplement dans la continuité de faire les choses en fonction de soi et de se dépasser tous les jours.

Vous pouvez adapter votre entraînement intensif selon votre niveau ou votre forme du jour. Vous allez ainsi pouvoir personnaliser la méthode HIIT en jouant sur un ou plusieurs aspects:

1.Durée des séquences d'effort et de récupération.

2.Intensité de la récupération, active ou non.

3.Nombre de répétitions et/ou de séries.

4.Difficulté des exercices.

5.Temps total de l'entraînement.

6.Changement de circuit par exemple.

*Poser ses objectifs : Je me lance dans ce programme pour :

o   Prendre soin de ma santé

o	Perdre du poids

o	M'aérer l'esprit

o	Être moins fatigué

o	Autres...

Le petit+ : Cette étape est primordiale, ne la zappez pas. Lorsque vous serez en baisse de régime, elle vous permettra de vous rappeler le pourquoi, histoire de se motiver.

1. Toujours commencer par un échauffement. Il faut absolument mobiliser toutes les articulations. Faites des mouvements pour déverrouiller tous les membres en commençant par les chevilles et remontez sans oublier une partie.

Faites 10 rotations dans un sens puis dans l'autre assez lentement. Pensez à vous étirer en fin de séance, de manière à éviter les courbatures.

2. S'hydrater avant pendant et après les exercices. Plus vous montez en exercices et en cadence, plus vous augmenterez les quantités d'eau. Il est préférable de boire de l'eau plate.

Petit+ : buvez avant d'avoir soif, la soif est un signal qui indique que votre corps manque d'eau.

3. Passer les premiers jours de douleurs sans souffrance. Lorsque vous reprenez le sport, vous aller remettre en route certains muscles et vous allez

le sentir… N'arrêtez surtout pas, c'est tout à fait normal sentir des douleurs pendant quelques jours, patientez cela va très vite passer.

Attention, si la douleur persiste à l'arrêt, consultez votre médecin, pour ne pas risquer d'aggraver les choses.

En règle générale, les courbatures disparaissent au bout de 2-3 jours.

4. Au fur et à mesure des jours et des semaines, adaptez votre effort. Augmentez-les répétitions et la charge de poids en fonctions de vous et de vos capacités. Restez toujours à l'écoute de votre corps et comparez-vous à la veille pas à quelqu'un d'autre.

5. Faites-vous plaisir. Il faut que vous ayez envi de pratiquer la séance suivante parce qu'elle vous procure du bien et qu'elle ne vous prend pas votre temps. C'est un moment pour vous vider la tête. Les premiers jours, il faudra vous forcer et très vite vous ne saurez plus vous en passer.

Avantages de la méthode HIIT

- Brûle graisse, parfait pour une perte de poids

- L'After-Burn Effect cela veut dire que vous continuez à bruler jusqu'à 24 à 72 heures après l'activité (augmentation du métabolisme de base).

- Souple, adaptable selon les capacités de chacun

- Accroit les performances sportives

- Applicable à tous types de pratiques sportives

- Gain de temps

- Variantes pour toujours pouvoir se surpasser

- Pas d'ennui

- Apparition des résultats en peu de temps

- Renforcement de la masse musculaire

- Développement des capacités cardio-vasculaires

- Redonne une condition physique rapidement

En ce qui me concerne, je n'ai pas trouvé de désavantage. Néanmoins, les femmes enceintes et les personnes cardiaques doivent demander l'avis du médecin et être soutenues par un professionnel du sport.

Il existe un nombre infini d'exercices au point où on ne sait plus où donner la tête. Nous savons que l'activité physique à un coefficient de 20% pour notre bien être totale. Elle intervient entre autres dans la préservation du capital jeunesse. Il faut savoir quels sont les exercices qui vous conviennent le mieux, quel sport est meilleur pour votre entraînement.

Il vous faut trouver le meilleur exercice facile à apprendre qui cible plusieurs groupes musculaires et vous donne la force pratique et le tonus musculaire pour atteindre vos objectifs de mise en forme.

Il existe une série d'exercices nécessitant pas de matériel sophistiqué et coûteux.

L'importance du trio gagnant

Ce qui est important c'est que votre programme doit posséder 3 points tout aussi important les uns que les autres:

1* Du cardio:

Il n'y a pas de réponse tip top qui répond à la question combien de cardio devons-nous faire?

Selon L'organisation mondiale de la santé, pratiquée au moins 75 minutes d'activité physiques soutenue ou modérée selon vos capacités.

Si vous débutez, choisissez une activité qui vous convient. La marche est toujours un excellent point de départ parce que vous pouvez la faire n'importe où et vous contrôlez à quel point vous travaillez.

Il est facile d'augmenter l'intensité en accélérant ou en montant des collines. Vous pouvez également ajouter des bâtons de marche pour augmenter l'intensité.

Commencez avec environ 3 jours de cette activité, en travaillant à un niveau modéré d'intensité. Selon l'intensité que vous y mettez: cela peut être un niveau 5 sur le graphique d'effort ou juste une sortie de votre zone de confort. De toute façon vous pouvez être fier.

Travaillez aussi longtemps que vous le pouvez (20 minutes ou plus).

Ajoutez du temps chaque semaine pour travailler jusqu'à 30 à 45 minutes d'exercice en continu.

En devenant plus fort, essayez l'entraînement par intervalles une fois par semaine pour stimuler l'endurance et brûler plus de calories.

2* la musculation

La pratique de la musculation, ou du renforcement musculaire, peut répondre à diverses motivations. Si certains n'y voient qu'un moyen pour ressembler à leurs idoles et obtenir plus de muscles, d'autres voient la musculation comme un moyen de mieux accepter leur corps ou encore faisant partie intégrante d'un programme d'entrainement beaucoup plus large. De plus la musculation préserve de l'ostéoporose.

La musculation peut se faire par des poids plus ou moins léger, des disques de poids différents ou des barres.

3*L'étirement

L'étirement est une pratique physique destinée à accroître la souplesse corporelle (c'est pour cela que l'on parle parfois d'assouplissement) ou à préparer le corps à l'exercice et à favoriser la récupération consécutive à un effort physique.

Il faut s'étirer régulièrement. Si vous ne le faites pas, vos muscles risquent de perdre de leur souplesse. Cette perte peut engendrer des dommages au tissu musculaire lorsque vous effectuez des mouvements auxquels vos muscles ne sont pas préparés. Certains sports, l'activité physique que vous faites au travail ou même les choses que vous faites chez vous impliquent des mouvements.

S'étirer permet aux muscles de pouvoir faire n'importe quel mouvement, parce que bouger dans la journée ne suffit pas à les étirer, vous n'utilisez pas tout le potentiel de mouvements des muscles. Ne pas s'étirer peut faire rétrécir les muscles et les tendre. S'étirer comme il faut chaque jour, même sur une courte durée, aide à:

Eviter certaines blessures

Améliorer l'efficacité des muscles

Rendre les muscles plus flexibles

Améliorer la coordination entre les différents groupes musculaires

Détendre les muscles et réduire les douleurs

Empêcher que les muscles se raidissent après une activité physique.

De manière à ne pas me lacer, j'utilise quelques applications que je télécharge sur mon téléphone. Dans ces applications vous avez toujours une partie gratuite et si vous voulez aller plus loin, vous pouvez passer à la formule payante. De cette façon, vous avez le temps de tester une appli et voir si elle vous convient.

Vous aurez la possibilité de pratiquer votre activité ou vous voulez et quand vous en avez envie.

 --Perdre du poids en 30 jours--

https://play.google.com/store/apps/details?id=loseweight.weightloss.workout.fitness&hl=fr&rdid=loseweight.weightloss.workout.fitness

-- 7 Minutes Workout--

https://play.google.com/store/apps/details?id=com.popularapp.sevenmins&hl=fr

-- Défi squat—

https://play.google.com/store/apps/details?id=com.abiga.squatchallenge&hl=fr

--Burn fat workout - daily weight loss exercises—

https://play.google.com/store/apps/details?id=melstudio.mfat&hl=fr

--Stretching exercises for full body workouts—

https://play.google.com/store/apps/details?id=melstudio.mstretch&hl=fr

Est-il possible de perdre la graisse localisée?

La plupart des gens voudraient changer certaines parties de leur corps. La taille, les cuisses, les fesses et les bras sont des zones communes dans lesquelles les gens ont des dispositions à stocker l'excès de graisse corporelle.

Le changement par l'alimentation et l'exercice prend un temps et demande des efforts. Ceux qui désirent une solution magique et rapide vont être déçus par la suite des explications.

Pour une perte de graisse ciblée, de nombreuses personnes se tournent vers des techniques de tous genres et coutant des sommes incroyables, pour essayer d'amincir des zones spécifiques de leur corps.

Qu'est-ce que la réduction ciblée?

Il existe aujourd'hui énormément d'études scientifiques étudiant la réduction localisée de graisse.

Un exemple de réduction qui est sous les projecteurs, présent dans beaucoup d'applications dédiées au sport et aussi dans les appareillages en salle de sport est: l'exercice des triceps afin de se débarrasser de l'excès de graisse sur le dos les bras.

Cette théorie du ciblage des parties du corps spécifiques est très en vogue, menant beaucoup de gens à se concentrer uniquement sur les zones difficiles, plutôt que d'exercer tout leur corps.

Brûler de la graisse en utilisant ce procédé peut être particulièrement attrayant pour ceux qui ont eu du mal à perdre du poids dans le passé ou n'ont pas réussi à obtenir les résultats qu'ils voulaient en utilisant d'autres moyens.

Il existe d'infinies raisons pour lesquelles les gens veulent se débarrasser du superflus, ainsi que l'amélioration de la santé et la réduction du risque de maladies non transmissibles comme les maladies cardiaques et le diabète.

Certaines personnes ont tendance à posséder un excès de poids proportionnellement sur tout leur corps, tandis que d'autres contiennent le poids dans des zones spécifiques comme les fesses, les cuisses ou le ventre.

Le sexe, l'âge, «la génétique» et le style de vie jouent tous un rôle dans le gain de poids et l'accumulation de zones tenaces de graisses corporelles.

Les femmes, par exemple, ont un pourcentage de graisses corporelles plus élevé que les hommes et ont tendance à stocker cet excès dans les cuisses et les fesses, en particulier pendant leurs années de procréation.

Durant la période de ménopause, elles subissent aussi des changements corporels dus aux bouleversements hormonaux. En règle générale, le poids se déplace dans la région du ventre.

Les hommes, eux, ont tendance à prendre leurs kilos autour de la ceinture abdominale pendant toute leur vie.

La prise de poids peut être très frustrante et pousse beaucoup de gens à chercher des alternatives plus faciles que de suivre une hygiène de vie qui passe par l'alimentation et l'activité physique. Une solution en explosion est la chirurgie plastique.

La perte localisée fait appel à la conviction que le travail des muscles dans les zones à problèmes est le meilleur moyen de brûler les graisses à cet endroit précis. Toutefois, aujourd'hui la perte de graisse ne fonctionne pas de cette façon, et il y a peu de preuves scientifiques pour soutenir cette affirmation. Mais nous pouvons remarquer que les exercices ciblés permettent de bruler la graisse localisée.

La graisse dans nos cellules se trouve sous la forme de triglycérides, ce sont des graisses stockées que le corps peut utiliser pour l'énergie.

Avant qu'elles ne puissent être brûlées pour l'énergie, les triglycérides doivent être décomposés en sections plus petites, appelées acides gras libres et glycérol, qui sont capables d'entrer dans la circulation sanguine.

Pendant l'exercice, les acides gras libres et le glycérol utilisé comme carburant peuvent provenir de n'importe où dans le corps, et non spécifiquement de la zone qui est exercée.

De certaines études, elle, ont montré que l'idée de bruler des graisses localisées était inefficace.

Par exemple, une étude menée auprès de 24 personnes qui n'ont effectué que des exercices visant les abdominaux pendant six semaines, n'ont trouvé aucune réduction de la graisse abdominale!

Une autre étude qui a suivi 40 femmes en surpoids et obèses pendant 12 semaines a démontré que l'entraînement des abdominaux n'avait aucun effet sur le tour de taille de ces femmes , comparé à l'intervention diététique seule.

Une étude portant sur l'efficacité de l'entraînement en résistance du haut du corps a donné des résultats similaires. Cette étude de 12 semaines a inclus 104 participants qui ont terminé un programme d'entraînement qui n'exerçait que leurs bras. Les chercheurs ont constaté que même si une certaine perte de graisse s'est produite, elle a été généralisée à tout le corps et non au bras.

Toutefois, un petit nombre d'études ont eu des résultats opposés.

Une étude chez 10 personnes a trouvé que la perte de graisse était plus élevée dans les zones proches de la contraction des muscles.

Une autre étude récente, incluant 16 femmes, a révélé qu'une série d'exercices localisés d'endurance, suivie de 30 minutes de vélo entraînait un accroissement de la perte de graisse dans certaines parties du corps.

Les résultats de ces études justifient des recherches complémentaires en la matière par rapport aux nombres d'études prouvant le contraire.

La différence entre la réduction des graisses localisées et la tonification ciblée

Bien que la diminution de la graisse localisée soit la plus susceptible d'être inefficace pour brûler les graisses dans certaines parties du corps, cibler les zones gênantes en tonifiant le muscle sous-jacent peut avoir des effets bénéfiques.

Alors que vous ne pouvez pas nécessairement choisir où votre corps perd de la graisse, vous pouvez choisir où vous voulez voir où c'est plus tonique.

Donc, il est important de combiner des exercices de tonification ciblés avec des exercices cardio afin de brûler les graisses.

Il est vrai que les muscles sont renforcés et définis par des exercices de tonification, comme des mouvements abdominaux et des mouvements ischio-jambiers. Cependant, ces exercices ne brûlent pas assez de calories pour pouvoir voir des résultats et une perte de poids.

C'est pourquoi le cardio, une séance d'entraînement du corps entier et une alimentation saine sont nécessaires pour avoir de vrais résultats.

Réduire les problèmes de graisses

De nombreuses méthodes basées sur des preuves peuvent vous aider à perdre du gras et à tonifier votre corps tout entier.

Par exemple, des entraînements de haute intensité et des exercices qui engagent le corps entier se sont avérés être les plus efficaces pour perdre du poids.

Les meilleurs exercices pour la réduction globale de graisse incluent: des exercices cardio-vasculaire, comme la course ou le vélo.

Cette pratique utilise de grands groupes musculaires et s'est avérée efficace pour brûler des calories. Le cardio peut être particulièrement efficace pour faire fondre la graisse abdominale rebelle.

Entraînement par intervalles à haute intensité (HIIT).

Le Hiit implique de courtes périodes d'activités intenses, immédiatement suivies d'une période de récupération. Des études montrent que le HIIT peut être plus efficace pour brûler les graisses que le cardio à l'état d'équilibre.

Exercices du corps entier

Au lieu de se concentrer sur une partie du corps, il a été montré que l'exercice du corps entier brûle plus de calories et entraîne plus de perte de graisse que les exercices ciblés de tonification musculaire.

Combinaison d'exercices

La combinaison d'exercices de cardio et de musculation est plus efficace pour perdre du poids que de se concentrer uniquement sur un type d'exercice.

Entraînement de haute intensité, mouvements du corps entier et exercices cardio-vasculaires sont très efficaces pour perdre du poids et tonifier.

Si vous n'êtes pas en mesure de participer aux activités énumérées ci-dessus, il existe de nombreuses autres façons de perdre du poids efficacement et de tonifier. Par exemple, des exercices à faible impact comme la natation et la course se sont révélés extrêmement efficaces pour perdre du poids et sont faciles à faire.

La clé pour perdre la graisse corporelle

Suivre un plan de repas sain, tout en augmentant l'activité globale et en ajoutant de nouveaux exercices à votre routine quotidienne est la clé lorsque vous essayez de perdre de la graisse corporelle. Cela est d'autant plus important pour votre santé globale.

En fait, choisir des aliments malsains ou trop manger peut rapidement effacer tout votre dur travail dans la salle de sport ou chez vous. Donc l'exercice seul n'est pas efficace pour la perte de poids, il faut aussi un effort conscient pour contrôler le choix de ses aliments.

En conclusion

Beaucoup de gens veulent un moyen rapide et facile de perdre de la graisse, en particulier dans les zones difficiles comme les hanches, le ventre, les bras et les cuisses.

La réduction des graisses localisées s'est révélée inefficace dans de nombreuses études. Heureusement, il existe d'autres moyens éprouvés pour perdre de la graisse corporelle et le garder loin de nous.

Alors que l'entraînement par endurance peut renforcer, construire et tonifier les muscles dans une zone ciblée, une alimentation saine et des activités de dépenses de calories sont nécessaires pour brûler les graisses et obtenir les résultats souhaités.

En fin de compte, se concentrer sur la réalisation d'un corps plus sain et plus tonique dans l'ensemble peut être plus bénéfique que de tenter de perdre de la graisse dans une zone particulière. Avec un travail intelligent contenant des activités physiques variées et de la cuisine saine sans frustration, vous pouvez atteindre vos objectifs de perte de poids qui vous obsède.

Les 21 clés pour perdre du poids sans frustration ni restriction

Vous voulez perdre du poids mais votre seuil de tolérance est atteint en matière de frustration, tout simplement parce que vous en avez assez des régimes et de leurs échecs?

De nos jours, il existe une foule d'information en matière de recherche scientifique nous renseignant sur les bienfaits de l'alimentation.

Il existe aussi des recherches soutenant les dernières recommandations en matière de nutrition et d'exercices physiques.

On a vu aussi, naître des méthodes naturelles et douces qui ont fait leur preuve en matière de bien-être.

Voici 21 clés qui vous aiderons dans votre perte de poids naturelle.

S'écarter des aliments transformés

Des aliments transformés ont tendance à être rempli de sucre, de graisse et de calories superflues par rapport aux aliments non transformés.

Les aliments modifiés sont conçus de manière pour que le consommateur mange autant que possible. Ils sont plus susceptibles de conduire à des habitudes alimentaires addictives que les aliments non transformés.

Avoir un ravitaillement suffisant d'aliments sains à disponibilité

Selon de nombreuses études, il existe une relation certaine entre la nourriture dans la maison d'une personne et le poids qu'elle prend en lien avec ses habitudes alimentaires.

Lorsque vous avez une abondance d'aliments sains, il y a moins de risque pour vous ou d'autres membres de la famille de manger des aliments malsains.

Il y a beaucoup de collations saines et naturelles faciles à préparer et qui sont faciles à transporter.

Quelques en-cas sains pour introduire dans votre régime alimentaire quotidien: des carottes, des fruits frais, des œufs durs, des noix, ...

Réduisez votre consommation de sucre supplémentaire

La consommation de quantités importantes de glucose supplémentaire est liée à certains problèmes de santé. Les plus courants sont le diabète de type 2, les maladies liées au cœur et le cancer.

Si une personne surcharge constamment son corps avec du sucre et dégrade son taux d'insuline naturelle, elle risque de finir diabétique de type 2.

Prenons un exemple: si vous buvez 8 tasses de café par jour, chaque tasse avec 1 sucre. Un sucre équivaut à 6grammes. 8X6x365 jours (par an) fait 17500gr. 17, 5 kilos de sucre en plus dans votre corps, sachant que le sucre en excédent se transforme en graisse.... Alors que dire des gens accros au café et qui mettent 2 sucre dans leur tasse!

La quantité de sucre est généralement cachée dans de nombreux aliments transformés, donc il n'y a aucun moyen pour quiconque de savoir combien de sucre supplémentaire il consomme dans son alimentation.

Il y a tellement de noms différents sur les listes d'ingrédients pour définir le sucre que la personne moyenne peut ne pas être capable d'évaluer combien de sucre contient un aliment particulier.

La meilleure façon d'améliorer votre alimentation est de réduire la quantité de sucre additionnel que vous consommez.

Les protéines stimulent le métabolisme

Les protéines jouent un rôle essentiel pour ceux qui veulent perdre du poids. Lorsque le corps assimile et métabolise les protéines, il brûle des calories. Un régime riche en protéines peut augmenter les calories que vous brûlez par jour. Un régime riche en protéines vous fait sentir rassasié plus longtemps et également supprimer vos fringales. Manger un petit-déjeuner riche en protéines peut faire beaucoup pour inciter le métabolisme et entraîner une perte de poids importante sur le long terme.

Thé vert non sucré est bourré en antioxydants

Le thé vert est naturel et contient des antioxydants. Sa consommation est liée à plusieurs avantages, y compris la perte de poids et la combustion des graisses.

Le thé vert augmente aussi la quantité d'énergie que vous utilisez de 4% et la combustion des graisses jusqu'à 17%, en particulier la graisse du ventre.

Le thé vert matcha est une variété en poudre qui peut dépasser les bienfaits pour la santé du thé vert ordinaire.

Buvez du bon café

Il contient des antioxydants et d'autres ingrédients bénéfiques à votre santé. Plusieurs recherches montrant que les buveurs de café sans ajout perdent du poids parce que cela augmente les niveaux d'énergie et les aide à brûler des calories supplémentaires. La caféine stimule votre métabolisme de 3-11% et réduit largement le risque de diabète de type 2. Aussi, boire du café sans sucre est idéal pour la perte de poids, car il a peu de calories, mais vous fait sentir plus rempli.

Limitez voir supprimer les glucides raffinés

Les glucides raffinés sont ceux qui ont très peu de nutriments bénéfiques et très peu de fibres. Ils conduisent à une hyperphagie et à une augmentation du risque d'obésité. Les glucides raffinés sont digérés très facilement. Cela peut conduire à une suralimentation et augmente le risque de développer diverses maladies. Les principales sources de glucides raffinés comprennent le riz blanc, les boissons gazeuses, les pâtisseries, la farine blanche, les bonbons, le pain blanc, les pâtes, les collations, les céréales du petit déjeuner...

buvez de l'eau

Boire de l'eau de manière régulière, permet de s'hydrater et hydrater ses neurones. Boire un verre d'eau permet aussi de voir si vous aviez vraiment faim ou juste soif. Boire de l'eau régulièrement associé à des fibres permet d'avoir un bon transit.

Jeûner de temps en temps

Le jeûne intermittent repose le système digestif et l'esprit. Il existe plusieurs façons d'effectuer un jeûne intermittent qui comprend des programmes tels que les méthodes 5-2, la méthode 16-8 et ce qu'on appelle habituellement alterner le nombre d'heures entre manger et jeûner.

Dans la plupart des cas, une personne qui jeûne occasionnellement consommera moins de calories et n'aura pas à s'inquiéter de restreindre les calories pendant ces périodes où elle mange. Ce type de programme aidera à perdre du poids tout en offrant de nombreux avantages pour la santé.

Eloignez-vous des calories liquides

Lorsque vous buvez des boissons telles que des boissons contenant du sucre, notamment des boissons énergisantes, des boissons gazeuses, du lait au chocolat et des jus de fruits, vous consommez des calories dites liquides. Ces calories liquides augmentent le risque d'obésité et d'autres problèmes de santé.

Selon les résultats d'une étude américaine, les enfants qui boivent chaque jour une boisson édulcorée avec du sucre augmentent leurs chances d'obésité de 60%, puisque leur organisme s'habitue au goût sucré.

Le cerveau n'est pas capable de digérer les calories des liquides de la même manière que les calories provenant des aliments solides. Il n'a pas la sensation d'avoir mangé. En conséquence, un individu finit par ajouter les calories de ces boissons à tous les autres aliments qu'il mange. Et de plus ce n'est pas rassasiant pour l'estomac.

Consommer des aliments entiers et naturels

Si vous voulez avoir une vie plus saine, vous pouvez commencer en changeant votre régime alimentaire. Consommer à partir de maintenant, des aliments entiers qui contiennent des ingrédients simples et naturel. Lorsque vous consommez des aliments à ingrédient unique, vous avez moins de sucre, de gras et d'additifs. Les aliments entiers fournissent également de nombreux nutriments essentiels dont la nourriture a besoin pour fonctionner correctement.

Réhabituez-vous doucement à leur goût naturel. Lorsque vous mangez des aliments entiers, la perte de poids vient souvent dans le cadre du processus naturel. Il n'y a aucunement besoin de forcer les choses et de passer par de la frustration.

Mangez lentement pour sentir effet de satiété

Le problème avec le fait de manger vite est que vous ne réalisez pas toujours quand vous êtes repu jusqu'à ce que vous consommiez beaucoup trop de calories. Ceux qui mangent vite sont plus aptes à souffrir d'obésité que ceux qui prennent leur temps pour manger. Lorsque vous mâchez lentement plutôt que rapidement, vous avez tendance à consommer moins de calories et à améliorer la production d'hormones qui aident au processus de perte de poids.

Utilisez l'huile de noix de coco

L'huile de noix de coco est une graisse saturée, mais elle peut être très bénéfique en raison de la façon dont le corps la métabolise. Elle est classée parmi les aliments les plus sains pour l'organisme.

Les triglycérides à chaîne moyenne (TCM) tels que ceux trouvés dans l'huile de coco ne sont pas métabolisés de la même manière que les autres graisses. Chez la plupart des gens qui l'ont consommé avec modération, ont eu un regain d'énergie mais sans la pointe de sucre dans le sang. En fait, les études qui ont été menées sur ces triglycérides en particulier ont prouvé qu'ils ont la capacité d'augmenter légèrement le métabolisme tout en aidant une personne à consommer moins de calories.

L'huile de noix de coco est très utile pour réduire les effets de la graisse du ventre. Cela ne signifie pas que l'huile de noix de coco pourrait remplacer d'autres graisses comme les huiles végétales dans votre alimentation. Variez les huiles saines pour les bienfaits sur votre organisme.

Consommez des œufs

Les œufs sont d'excellents aliments pour la perte de poids. Non seulement ils sont bon marché, mais ils sont riches en protéines, ils comprennent une variété de nutriments, et en plus, ils sont faibles en calories. Les aliments qui contiennent beaucoup de protéines ont des vertus rassasiantes.

La consommation d'œufs au petit-déjeuner peut également aider une personne à perdre jusqu'à 65% de sa perte de poids sur une période de deux mois. Comparativement à ceux qui choisissent de manger de la baguette au petit-déjeuner. Ils peuvent également aider la personne moyenne à consommer moins de calories le reste de la journée.

Dormez suffisamment

Dormir suffisamment est fondamental à la fois pour la perte de poids et pour assurer un programme de maintien du poids. Selon des études qui ont été menées sur le sujet, les personnes qui n'ont pas suffisamment dormis ont 55% plus de chances de devenir obèses lorsque les chiffres sont comparés à ceux qui n'ont pas de problèmes de sommeil.

La raison pour laquelle un manque de sommeil peut causer des problèmes en lien avec le poids d'une personne est due aux fluctuations quotidiennes de l'appétit. Le manque de sommeil a un effet grave sur les hormones qui sont responsables de la régulation de l'appétit.

Faites du cardio

Peu importe le type de cardio que vous utilisez: course, jogging, marche rapide, hiit ou même la randonnée. Ce sont des moyens incroyables d'améliorer plusieurs aspects de votre bien-être: de la perte de poids, y compris la combustion des calories et un renforcement de la santé mentale et physique.

Il y a eu de nombreuses améliorations dans les facteurs de risque liés aux maladies cardiaques. Il fournit également le métabolisme nécessaire pour aider une personne à perdre du poids de façon optimale. La graisse du ventre peut être pulvérisée par le cardio. De plus, il soulage le corps et l'esprit, dégageant, à la fin de la séance des hormones bénéfiques pour tout l'organisme.

Faites de la musculation

Pour éviter la perte de masse musculaire qui est liée à n'importe quel régime alimentaire, il faut réaliser des exercices de musculation.

En soulevant des poids de manière régulière, vous serez en mesure de prévenir la perte de masse musculaire qui se produit parfois avec la perte de poids. Les exercices de musculation provoquent une augmentation de la consommation des calories grâce à l'effort. Renforcer sa musculature permet non seulement de paraître mieux à l'extérieure mais en plus, vous êtes mieux à l'intérieur. Vous allez renforcer vos groupes de muscles soulageant vos articulations et votre dos.

Mangez des fruits et légumes sains

Les fruits et légumes sont extrêmement sains non seulement pour ceux qui veulent perdre du poids mais aussi pour préserver sa santé. Les fruits et les légumes accroissent nos nutriments, nos fibres et notre quantité d'eau. Mais ils ont aussi une densité énergétique extrêmement faible, ce qui signifie que vous pouvez consommer ces aliments sans prendre de poids. De nombreuses études ont prouvé que ceux qui consomment plus de fruits et légumes ont tendance à garder la ligne.

Prenez conscience de ce que vous mangez

L'un des moyens les plus faciles d'être conscient de ce que vous mangez est: de prêter attention au gout, à l'odeur, la texture sous vos doigts ou dans la bouche. Tirez plaisir de l'instant.

Votre choix d'aliments vous permet de faire des choix nutritifs conscients et de prendre connaissance de ce que vous mangez. Vous découvrirez également comment rester satisfait tout en mangeant sainement et en vous assurant uniquement de manger ce dont vous avez besoin pour être repu.

Être conscient de ce qu'une personne met dans sa bouche peut avoir des effets significatifs sur de nombreuses habitudes alimentaires. Ceci est utile pour éviter les frénésies alimentaires durant les courses ou lorsque vous allez au resto. Lorsque les gens font des choix alimentaires éveillés, ils prennent conscience de ce qu'ils mangent et restent en harmonie avec leur corps. La perte de poids devient plus facile et plus naturelle.

Améliorer ses habitudes

La plupart des gens échouent quand il s'agit de suivre un régime à court, à moyen ou à long terme. En fait, la plus grande majorité des gens prennent plutôt du poids lorsqu'ils se mettent en mode automatique et deviennent spectateur de leur vie.

La solution est de reprendre le contrôle de son existence en étant acteur de sa destinée. Ce qui fonctionne amplement mieux: c'est de se focaliser sur comment nourrir son corps plutôt que de se forcer à perdre du poids. Ne pas perdre du poids, mais manger pour devenir une personne plus en forme, en meilleure santé et préserver son capital jeunesse le plus longtemps possible.

Augmenter sa consommation de fibres

Les aliments riches en fibres sont bénéfiques pour stimuler la perte de poids. Certains aliments contenant des fibres sont solubles dans l'eau et aident encore plus que d'autres aliments en raison de la sensation de satiété qu'ils apportent. Les fibres peuvent augmenter la durée de la vidange et entraîner la libération d'hormones de satiété. Cela vous permet de manger plus naturellement sans même avoir à y penser.

En outre, de nombreux types de fibres ont la capacité de nourrir les bonnes bactéries dans notre estomac. Des études sont menées en ce moment sur le fait que des bactéries saines interviennent dans la réduction de l'obésité. Il est essentiel d'augmenter la quantité de fibres progressivement pour prévenir l'inconfort abdominal qui peut inclure la diarrhée, les ballonnements et les crampes.

Tous ces points sont des conseils qui peuvent palier aux fléchissements que l'on peut avoir lors de la prise de nouvelles habitudes. Comprendre pourquoi certaines choses sont à mettre en place et d'autres à proscrire permet de soutenir l'allié numéro 1 dans notre reprise en main, notre mental.

La méthode SMART pour fixer un objectif de santé

Combien de fois, vous est-il arrivé de fixer un objectif puis quelques temps après vous renoncez? Au départ, nous sommes souvent super motivés, prêt à amorcer un changement radical dans notre petite vie routinière. Jusqu'au moment où nous réalisons que notre objectif est insensé.

L'étape qui suit est l'abandon de l'objectif. Quelques temps après, nous retentons et pareil, au bout d'un temps c'est de nouveau l'échec.

Notre problème n'est pas la motivation puisque nous retentons les expériences plusieurs fois de suite. La difficulté vient de l'objectif que l'on s'impose.

J'ai découvert une méthode qui au départ me servait pour mon travail. Mais cette méthode vous pouvez l'appliquer dans tous les domaines. A chaque fois que vous voulez atteindre un objectif, mettez-la en application, elle vous aidera à faire des miracles.

Fixer un énorme objectif est souvent voué à l'échec. Le même objectif peut-être diviser en plusieurs petits objectifs. Chaque petite victoire renforcera votre foi en vous et préparera votre mental à atteindre l'objectif suivant.

But de la méthode

Poser des objectifs est un bon moyen de se motiver à faire les changements essentiels pour adopter un mode de vie sain.

Se fixer des objectifs consiste à ériger un plan d'action visant la réussite assurée.

A long terme, vous atteindrez et conserverez un poids santé et une image de vous positive, un regain d'énergie et amélioration votre organisme.

Cette méthode s'appelle «SMART»

Le but est de vous fixer des objectifs:

Spécifiques-Mesurables-Accessibles-Réalistes-Temporel

Spécifique

Qu'est-ce que je veux faire ? Je dois décrire précisément ce que je veux atteindre. Plus mon objectif sera précis, plus il me sera facile de l'atteindre.

Mesurable

En quelle quantité et à quelle fréquence vais-je le faire? Je vais indiquer une quantité, une durée et une fréquence pour cet objectif. Je peux utiliser un calendrier collé sur mon frigo. De cette façon, je peux suivre mon évolution.

Atteignable

Comment vais-je le faire? Je dois distinguer des méthodes me permettant d'atteindre mon objectif. Je vais devoir développer mes attitudes, mes capacités, mes compétences pour l'atteindre.

Réaliste

Est-ce que je suis capable de le faire? Je dois m'assurer que je suis capable d'atteindre ce but et pour lequel je suis prêt à faire les efforts nécessaires. Celui-ci doit représenter un challenge que je dois pouvoir surmonter.

Temps

Quand vais-je le faire? Je dois préciser une période, une échéance pendant laquelle je vais m'efforcer d'atteindre mon objectif. Je dois décider du moment où je désire commencer à travailler sur mon objectif et le moment où je dois l'avoir atteint.

Exemples d'objectifs SMART

*Consommer plus de légumes

Fixez-vous cet objectif: Préparer les menus de la semaine avec 2 sortes de légumes, histoire de se réhabituer au goût. Une fois par semaine, faites de la soupe. Mais le reste du temps faites des légumes entiers.

*Sauter un repas

Fixez-vous cet objectif: Pour ne plus vous réveiller la nuit avec la fringale. Je souperais en famille tous les soirs à 19h. Pour cela, je prépare mon menu pour la semaine et je fais les courses en conséquence. J'arrête toute autre activité à 18h, pour la préparation du repas.

*Consommer plus de fibres

Fixez-vous cet objectif : deux fois par semaine, je remplace mes pâtes du mercredi et mon riz du vendredi par des pâtes et du riz complets.

*Remplacer la viande par des légumineuses

Fixez-vous cet objectif: quatre samedis de suite, j'essaierais une nouvelle recette de légumineuse.

*Boire des boissons plus saines

Fixez-vous cet objectif: lors de chaque repas, je consomme de l'eau aromatiser aux fruits naturels que je fais moi-même.

*Je me mets aux fourneaux

Fixez-vous cet objectif: Je prépare un menu pour la semaine. De cette façon, je sais ce qu'il me faut pour la préparation et je sais combien de temps il me faut pour la réaliser.

*S'écouter manger

Fixez-vous cet objectif: diminuer légèrement vos quantités préparées. Mangez doucement et ne vous resservez pas. Appliquer cette technique pendant 7 jours.

*Emporter son en-cas

Fixez-vous cet objectif: Je préparerai mon repas à la maison 4 jours cette semaine au lieu de manger au restaurant du boulot.

*Varier les huiles saines

Fixez-vous cet objectif: Cette semaine, je cuisine avec l'huile d'olive et l'huile de coco. Je l'incorpore à mes plats chauds et froids.

*J'augmente mon activité physique

Fixez-vous cet objectif: Tous les jours pendant 7 jours, je marche 30 minutes après mon repas, ou je descends un arrêt avant de mon bus pour aller à mon travail.

Ecrivez une petite liste d'objectif. Chaque fois qu'il est atteint, barrez-le et passez au suivant. Vous verrez, on prend vite goût à la réussite. Cela nous motive tous les jours. Au bout de quelques temps, vous atteindrez des objectifs tellement grands grâce à ces étapes.

Allons un peu plus loin...

La mystérieuse glande pinéale

De la taille d'un pois, la glande pinéale se trouve juste en dessous de l'hypothalamus dans une minuscule cavité au centre du cerveau.

Mystérieuse, elle était autrefois entourée de mythes, de superstitions et de théories métaphysiques. Cependant, aujourd'hui, on découvre suite à plusieurs études scientifiques, la glande pinéale possède la clé de la santé absolue, de l'humeur, de l'énergie et de l'estime de soi.

Lorsque la glande pinéale est stimulée et fonctionne de manière optimale, elle nous aide à dormir, à nous relaxer et à améliorer le système immunitaire. Elle évoque un état naturel de bien-être, d'intellect et de sagesse supérieure. Elle aide à soulager la dépression et le processus de vieillissement.

Une glande surnaturelle

Les adeptes spirituels ont longtemps envisagé la fonction de la glande pinéale. Les anciens grecs croyaient que c'était notre connexion aux Royaume de la Pensée, alors que la philosophie française au travers de Renée Descartes l'appelait «le siège de l'âme humaine». Le médecin grec ancien Galen de Pergame (131-201 après JC) a dit que la glande pinéale était un régulateur de la pensée, et que l'âme y était ancrée.

La plupart des traditions mystiques et des écoles ésotériques ont pensé que cette zone, au centre même du cerveau, était le lien entre les mondes physique et spirituel.

Beaucoup la considèrent comme une puissante source d'énergie initiant des pouvoirs surnaturels. Associées au chakra de la couronne (c'est le point situé au sommet du crâne), les hormones libérées par cette glande jouent un rôle dans la stimulation de l'esprit supérieur et le développement des activités intellectuelles.

On dit que s'il y a des toxines dans cette glande, cela indique que l'esprit est faible en raison du manque de volonté combiné avec une invasion de son esprit. Garder sa glande pinéale active permet de ralentir le vieillissement.

Fonction physiologique

Sur le plan physiologique, la glande pinéale est activée par la lumière et agit en harmonie avec la glande de l'hypothalamus gouvernant la soif, la faim, le désir sexuel et l'horloge biologique du corps, qui déterminent notre vieillissement.

Comme l'auteur de best-sellers et médium Edgar Cayce (1877-1945) a dit: "Gardez la glande pinéale en marche et vous ne vieillirez pas; vous serez toujours jeune".

Produisant l'hormone mélatonine (un élément chimique du cerveau qui régule nos rythmes du sommeil) et des traces de la diméthyltryptamine chimique psychédélique semblable à la sérotonine. Ce neurotransmetteur rythme les phases sommeil-éveil de la glande pinéale, signale au système reproducteur de mettre en mouvement la naissance d'un enfant, modère les états d'euphorie et de dépression.

Lorsque la glande pinéale est stimulée et fonctionne de manière optimale, elle nous aide à dormir et à nous relaxer, améliore le système immunitaire, provoque un état d'euphorie naturel et des états intellectuels plus élevés (parfois même des visions) et aide à soulager la dépression.

Privation de lumière et mélatonine

Un déséquilibre de la mélatonine interagit avec les rythmes circadiens du corps (cycle jour / nuit) et entraîne des troubles tels que la dépression, l'hypersomnie, *le gain de poids*, la fatigue et la tristesse.

Nos modes de vie peuvent contribuer à une réduction de la mélatonine. La plupart d'entre nous passent la majorité de leur journée à travailler à l'intérieur avec peu de lumière naturelle.

D'autres prennent plaisir à rester à la maison pour passer plus de temps à l'intérieur pour lire, regarder la télévision, utiliser l'ordinateur ou écouter de la musique.

Bien que ces activités soient excellentes pour la relaxation, elles peuvent nous priver d'une lumière adéquate pour produire des niveaux de mélatonine sains.

Le manque de sérotonine

Un déséquilibre de sérotonine peut provoquer un état anxieux, et un goût excessif pour le sucré.

L'alimentation n'apporte pas toujours suffisamment de tryptophane (le précurseur métabolique de la sérotonine), la synthèse de sérotonine peut être insuffisante, entraînant une dépendance vis-à-vis du sucré.

Ceci se traduit par de l'irritabilité voire de l'agressivité, des états de déprime, des difficultés à trouver le sommeil, et une attirance excessive pour le sucré qui toucherait une personne sur trois.

Les aliments riches en tryptophane sont généralement associés à des graisses. Les femmes ont tendance à les retirer spontanément de leur régime. Elles ont aussi tendance à diminuer les calories qu'elles ingèrent et cela n'est pas une solution.

Les amandes, les bananes, les piments, le riz, les pommes de terre, les aubergines, les avocats, les haricots, les lentilles, et certains fruits comme les tomates, les dattes, les noix et les prunes mais aussi les acides gras de la famille Oméga 3 qui facilitent l'action de la sérotonine au niveau cellulaire. On les trouve dans les huiles de colza, de noix, dans les graines de lin et de chanvre ainsi que dans les poissons gras (maquereau, sardine, saumon).

Les symptômes suivants indiquent une privation légère de mélatonine :

Addiction aux glucides

Dépression

Difficulté de concentration

Irritabilité

Batterie faible

Libido réduite

Retrait social

Troubles du sommeil

Gain de poids

Avec l'hypothalamus, la glande pinéale fait partie du centre de communication du cerveau, y compris les fonctions visuelles, auditives, vocales et d'apprentissage.

Une fonction déséquilibrée peut mener à la dyslexie, au bégaiement, à l'oubli et à l'incapacité de penser clairement.

D'autres sécrétions pinéales stimulent l'activité des glandes surrénales (les glandes de réponse au stress qui se trouvent au-dessus des reins). La glande pinéale aide les surrénales à réabsorber le sodium et à éliminer le potassium. Les sécrétions pinéales aident également les glandes surrénales à contrôler la peur.

La glande pinéale absorbe également l'excès d'iode en guise de secours pour la glande thyroïde, un régulateur énergétique et hormonal important dans la gorge.

Les facteurs de stress environnementaux affectent la fonction pinéale, touchant la vigilance globale du corps, les niveaux de température et le fonctionnement hormonal. Les facteurs de stress qui affectent la fonction pinéale comprennent des modèles inhabituels de lumière et d'obscurité, des rayonnements, des champs magnétiques, des déséquilibres nutritionnels tels que l'excès d'alcool et de caféine, des variations de température et des schémas de stress quotidiens.

Les symptômes engendrés par ce déséquilibre

Irrégularités menstruelles

Hypocondrie

Changements d'humeur

Excès de soucis

Peur irrationnelle

Syndrome affectif saisonnier

Maux de tête

Sommeil irrégulier

Problèmes oculaires

Paranoïa

Hypertension

Épilepsie

Déséquilibre de sodium ou de potassium

Cauchemars / rêves vifs

Dyslexie

Bégaiement

Incapacité de penser clairement ou d'être dans le moment présent

Techniques efficaces

1.Des doses quotidiennes de lumière naturelle

2.Masser la zone du troisième œil, situé dans le léger retrait entre les yeux sur le front. Masser vers le haut et vers l'extérieur avec le pouce pendant 30 secondes.

3.Manger des aliments riches en potassium tels que le riz brun, l'avocat, le brocoli et la banane.

4.Prendre des pauses régulières, s'éloigner des ordinateurs, de la télévision et d'éclairage artificiel.

5.Masser les points de pression dans les pieds zone de coussinet des gros orteils.

6.Éviter la lumière vive la nuit, par exemple, en regardant la télévision au lit.

7.Réduire l'exposition aux champs électromagnétiques, tels que les revêtements électriques.

8.Dormir dans l'obscurité totale afin que votre corps produise plus de mélatonine.

9. Eviter l'utilisation de substances comme le tabac, l'alcool et l'abus de café.

10.Consommer des aliments riches en mélatonine ou en précurseur de mélatonine comme l'avoine, le maïs, le riz, le gingembre, les tomates, les bananes, l'orge, le radis japonais, la spiruline, le soja, le fromage cottage, la viande de poulet, la dinde, les amandes et les cacahuètes.

11.La méditation Tratak, également connue sous le nom de contemplation des bougies pour retourner à l'intérieur de soi. Ce qui stimule la glande pinéale et aide à produire des niveaux plus élevés de mélatonine.

-Pratiquez-la quotidiennement.

-Allumer une bougie et utilisez la flamme de la bougie pour vous focaliser.

-Faites le vide dans la tête.

-Concentrez-vous sur votre respiration et soyez attentifs aux bruits autour de vous.

-Profitez de cet instant aussi longtemps que ce soit possible pour vous.

12.La respiration alternée de la narine est une technique simple pour équilibrer la glande pinéale.

-Utilisez le pouce de votre main droite pour fermer votre narine droite lorsque vous inspirez par la narine gauche.

-Ensuite, utilisez votre annulaire sur votre main droite pour fermer votre narine gauche lorsque vous expirez par la narine droite ouverte.

-Inspirez par la narine droite et expirez par la gauche.

-Recommencez plusieurs fois: Inspirez par la gauche et par la droite.

13.Les légumes, ainsi que les algues séchées au soleil contiennent des quantités élevées de vitamine D, de nombreuses vitamines du groupe B et de l'iode.

Les légumes à feuilles verts sont extrêmement nourrissants pour la glande pinéale. Cette glande absorbe les propriétés de la couleur verte des légumes et les distribue à des systèmes appropriés de l'organisme afin que le corps soit bien nourri.

Les bons aliments peuvent influer positivement sur votre glande pinéale, mais vous pouvez également activer votre glande pinéale en mangeant plus d'aliments crus.

Le Fluor calcifie la glande la rendant inefficace

Ne prenez pas de suppléments de fluor.

Lisez les étiquettes sur les eaux en bouteille.

Débarrassez-vous du dentifrice contenant du fluor. Il existe des alternatives naturelles efficaces.

Evitez les boissons gazeuses en général.

Évitez de boire du thé rouge ou noir. Il y a de nombreux bienfaits associés à des composés présents dans le thé mais cela peut être aussi une boisson à éviter si vous avez besoin de réduire votre consommation de fluor. Les thés noir et rouge proviennent de deux types différents de plantes, mais les deux feuilles contiennent naturellement des quantités élevées de fluor.

Méfiez-vous des conserves de poisson et des produits alimentaires en conserve. Le fluorure peut être utilisé comme conservateur.

Conclusion

Lorsque l'on pense à sa ligne, on sait qu'il va falloir reprendre son alimentation en main et reprendre une activité physique.

Mais une chose à laquelle on ne pense pas, c'est notre allié numéro 1: notre mental. La plupart des régimes alimentaire ignore l'état d'esprit, les mille et une questions qui traversent la tête de la personne lorsqu'elle veut maigrir.

En général, il suffit de dire le mot régime pour mettre la personne en frustration mentale. Tous cela se passe de manière inconsciente bien sûr.

Le mot régime est associé par notre cerveau à l'interdit. Et l'interdit a toujours était tentant. Nous sommes d'accord que sans rien faire, nous n'obtiendrons pas ce que l'on désire.

J'ai découvert que je passais mon temps à me concentrer sur des choses totalement négatives qui me poussaient à un énième échec en matière de régime. Toutes ces années, à chaque fois que je décidais de commencer demain, le demain en question, était de nouveau reporté. Je refusais les périodes de restrictions, la frustration et surtout l'échec.

Mais si on sait pourquoi nous devons faire certaines choses et surtout si nous savons pourquoi nous ne devons pas faire certaines autres, peut-être que cela changerait tout.

Lors de mes recherches, j'ai compris que je devais arrêter de m'inquiéter, de focaliser sur les choses à éviter. A la place j'ai choisi de me concentrer sur toutes les bonnes choses à faire pour atteindre mes rêves.

De cela, a découlé: pour soigner mon aspect extérieur, il fallait que je soigne la partie invisible, mon intérieur.

J'ai longtemps pensé que pour perdre du poids, il fallait que je mange du blanc poulet et de la salade tous les jours. Donc, à chaque fois que je décidais d'entamer un régime, j'arrêtais aussi tôt. Je m'adaptais à mes kilos superflus et le temps passait de nouveau. D'autres kilos superflus s'ajoutaient aux anciens.

A force de reporter, à un moment, il faut quand même prendre une décision.

Là j'ai découvert un autre monde en matière d'alimentation. La première chose, j'ai commencé à observer, à gouter à entendre, à me rappeler des plats de mon enfance. Cette époque où nous mangions bien, sainement, une période où je n'avais pas de problème de poids. Je me suis mise à les cuisiner à ma famille, fini les fast food et les aliments modifiés.

La nature regorge d'aliments plus délicieux les uns que les autres. Nous pouvons les combinés à l'infini pour varier nos assiettes. J'ai découvert les épices et les aromates dont j'use et j'abuse (d'ailleurs mes prochaines recherches porteront sur les condiments et leurs bienfaits).

Autant le sucre est une addiction catastrophique, autant je n'ai pas eu beaucoup de difficultés à me débarrasser des produits transformés.

Je me suis réconciliée avec les exercices physiques. N'étant pas une fan, j'avais tendance à commencer de manière intense (rêvant d'avoir des résultats rapidement) et j'abandonnais très vite.

Au travers de mes recherches, j'ai compris qu'il était temps, plus que jamais, de m'y mettre. Surtout, j'ai compris que cela devait faire partie de ma vie comme manger ou boire.

Mon esprit à changer aujourd'hui. J'ai trouvé les activités qui font que je trouve ces moments non seulement agréables mais surtout des moments de pauses mentales pour moi. Tous les jours, «j'ai hâte de prendre ma pause».

Ayant toujours eu peur de l'échec, j'ai cherché à comprendre pourquoi les régimes ne fonctionnaient pas. Malgré les taux d'échecs élevés, je voyais le marché du bien-être était en explosion. Un facteur qui décuplait mon obsession de maigrir. Les gens savent que cela ne fonctionne pas mais essayent quand même. Parfois, récidivent plusieurs fois, entrant dans un engrenage incroyable qui laisse des séquelles au corps et à l'esprit.

J'ai compris que ma frustration grandissait au fur et à mesure des années et des kilos que je prenais lentement.

Alors j'ai préparé mon mental aux erreurs de parcours pour contrer l'échec du régime. Je l'ai remplacé par des changements d'habitudes. Je change une habitude à la fois. J'ai retiré le sucre de mon thé, puis le pain blanc, ensuite, j'ai augmenté mes fibres,… Je commets des erreurs, et à chaque fois, je m'arrête un instant et je me demande: qu'est-ce que je dois apprendre de la situation.

Au départ j'avais du mal à résister aux pâtisseries. Après avoir craquer à un anniversaire (2 parts de gâteaux au chocolat), j'ai refusé des invitations le temps que je me sèvre du sucre.

Maintenant, même s'il y a de la tarte dans mon réfrigérateur, je ne suis plus tenté. Auparavant, je me serais levé la nuit pour la terminer.

Ces petites réussites ont boostées mon esprit et me motive pour atteindre l'objectif suivant.

Au départ j'ai démarré avec l'idée de perdre du poids. Très vite je me suis retrouver dans une méthode de «reprogrammation» de mon style de vie: rééquilibrer ma santé au travers de la préparation de mon mental, de mon alimentation et l'activité physique.

La perte de poids qui était le problème principal était une conséquence secondaire de tous ses biens faits. Par mon nouveau style de vie, je me suis débarrassée de douleurs avec lesquelles j'avais appris à vivre. Pire que tout, j'étais révolue à accepter ses douleurs jusqu'à la fin.

Nous sommes tous différents, la raison de perdre du poids est différente d'une personne à l'autre. Les facteurs qui influencent cette décision sont nombreux et propre à chaque histoire.

Maintenant que vous avez pointé les détails de votre histoire de poids, notez sur un papier votre objectif et affichez-le à un endroit où vous le verrez tous les jours. A chaque coup de fatigue, rappelez-vous pourquoi avez-vous pris cette décision. Chaque petite réussite vous emmène vers la suivante. Une nouvelle vie s'offre à vous, il est temps d'être le maître de votre destinée. Alors commencez le processus qui vous permettra la réappropriation de votre bien-être.

Bibliographie

→Maigrir après 40 ans de Eric Menat, Alpen édition, 13 juin 2012

→Maigrir sereinement du Dr Jean-Jacques Colin , éditeur Thierry Souccar, 9 février 2017

→Maigrir avec la nutrition comportementale de Eric Ménat et Eve Villemur, éditeur Thierry Souccar, 17 février 2011

→Pourquoi les régimes font grossir de Sandra Aamondt, éditeur Pocket, 16 février 2017

→Reprogrammez votre cerveau Minceur du Dr Yann Rougier, éditeur Albin Michel, 29 mars 2017

→Vos hormones du Bonheur en lumière de PHD Loretta Graziano Breuning, édition Inner Mammal Institute, 31 aout 2014

→Equilibre hormonal: comment regagner l'équilibre d'hormones, la pulsion sexuelle, le sommeil et perdre du poids dès maintenant De Blokehead, éditeur Babelcube Inc, 21 octobre 2017

→Obésité et poids: aide-mémoire n 311, ocobre 2017

https://www.who.int/mediacenter/factsheets

→Exercices et musculation: https://www.heatline.com/nutrition

→The journal of neuroscience: https://www.jneuro.org

→https://www.complement-minceur.com

→Eau hydratation et santé: https://www.ncbi.nlm.nih.gov/pmc/articles/pmc2908954

→7 façons de perdre du poids en buvant plus d'eau avec notre alimentation. https://www.medicaldaily.com

→Vidéo YouTube: coaching cerveau neurosciences nutrition: aliments de bases qui rendent heureux du Dr Olivier Madelrieux, ajoutée le 7 avril 2016

→Vidéo YouTube : abondance financière ¼ le fonctionnement du cerveau du Dr Olivier Madelrieux, ajoutée le 12 octobre 2017